嚥下調整食 学会分類2013に基づく

回復期リハビリテーション病棟の
嚥下調整食レシピ集 105

監修：一般社団法人 回復期リハビリテーション病棟協会栄養委員会
編著：栢下 淳（県立広島大学人間文化学部健康科学科教授）
　　　髙山仁子（熊本機能病院診療技術部栄養部課長）

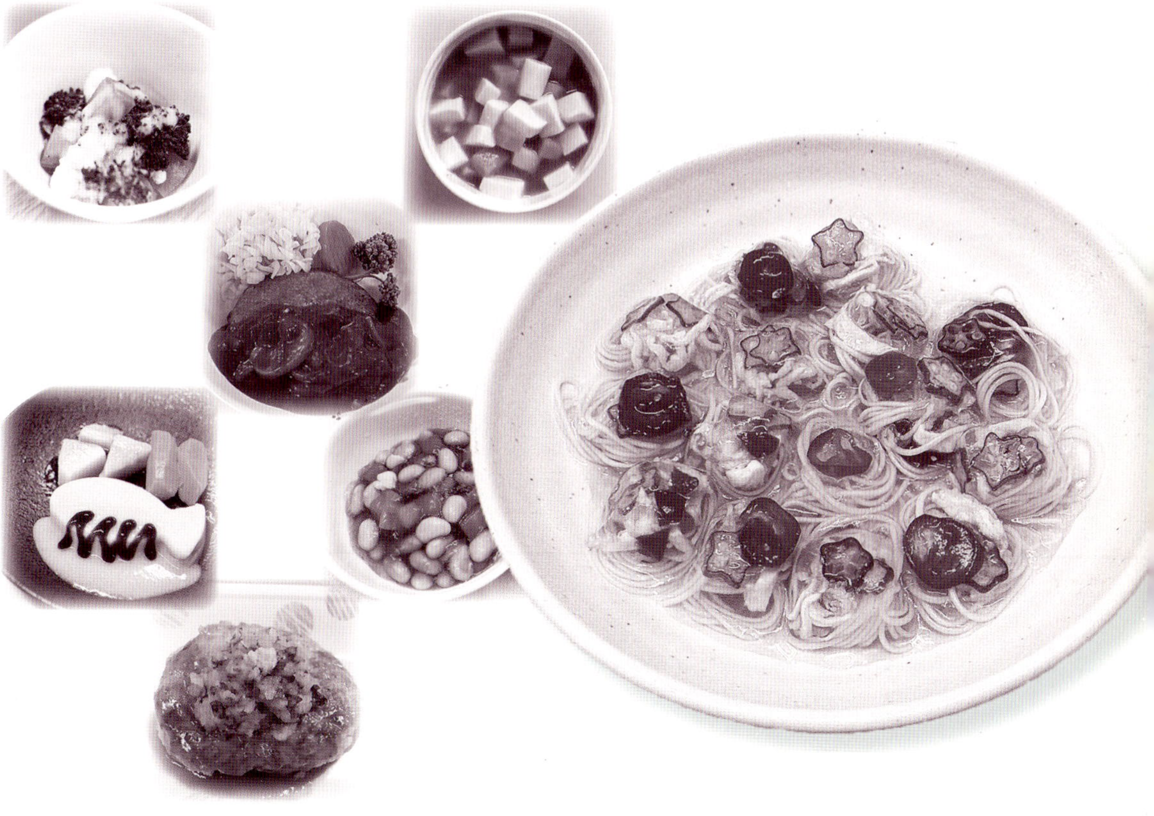

医歯薬出版株式会社

監修 一般社団法人 回復期リハビリテーション病棟協会栄養委員会

編著者
栢下　淳　かやしたじゅん
　県立広島大学人間文化学部健康科学科 教授
髙山仁子　たかやま まさこ
　医療法人社団 寿量会 熊本機能病院診療技術部栄養部 課長

執筆者（執筆順）
岡本隆嗣　おかもと たかつぐ
　医療法人社団 朋和会 西広島リハビリテーション病院 病院長
漆原真姫　うるしはら まき
　特定医療法人社団 勝木会 やわたメディカルセンター栄養課 課長
渡邉美鈴　わたなべ みすず
　公益財団法人 脳血管研究所美原記念病院栄養科 科長
山縣誉志江　やまがた よしえ
　県立広島大学人間文化学部健康科学科 助教
桐谷裕美子　きりや ゆみこ
　医療法人社団 輝生会 法人本部栄養部門 代表
角谷　翔　かどたに かける
　医療法人社団 朋和会 西広島リハビリテーション病院栄養課
中込弘美　なかごみ ひろみ
　医療法人社団 保健会 東京湾岸リハビリテーション病院栄養科 主任
新谷恵子　しんたに けいこ
　医療法人社団 輝生会 初台リハビリテーション病院栄養部 部長
西岡心大　にしおか しんた
　一般社団法人 是真会 長崎リハビリテーション病院法人本部口のリハ推進室長／
　教育研修部／栄養管理室
影山典子　かげやま のりこ
　医療法人社団 朋和会 西広島リハビリテーション病院栄養課 課長

This book was originally published in Japanese
under the title of :

ENGECHOUSEISHOKU GAKKAIBUNRUI 2013 NI MOTOZUKU
KAIFUKUKI RIHABIRITESHONBYOTO NO ENGECHOUSEISHOKU RESHIPISHU 105
(105 recipes of dysphagia diet for sub-acute rehabilitation ward according to JDD 2013)

Supervisor : Kaifukuki Rehabilitation Ward Association, Nutrition Committee
Editors :
KAYASHITA, Jun
　Professor
　Faculty of Human Culture and Science Department of Health Sciences,
　Prefectural University of Hiroshima
MASAKO, Takayama
　Director
　Kumamoto Kinoh Hospital

© 2016 1st ed.

ISHIYAKU PUBLISHERS, INC.
　7-10, Honkomagome 1 chome, Bunkyo-ku,
　Tokyo 113-8612, Japan

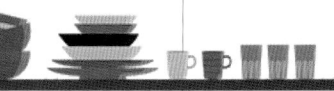

序

　わが国の高齢化は急速に進んでいる．2015年の平均寿命は，男性が80.79歳，女性が87.05歳であった．1900年の平均寿命である44歳と比較すると，115年で40歳，つまり毎年0.3歳伸びており，その結果高齢者人口が増加している．

　高齢者にとって，食事をすることは生活の上で大きな楽しみのひとつである．しかし，咀嚼や嚥下機能の低下が生じると，普通の食事が食べづらくなるとともに誤嚥性肺炎等のリスクもあることから，軟らかくて飲み込みやすい食事の提供が必要となってくる．「軟らかくて飲み込みやすい」といっても，これは，主観的な評価であり，病院や高齢者福祉施設においても，その内容はさまざまである．

　本書では，回復期リハビリテーション病棟で提供されている，形のある軟らかくて飲み込みやすい食事（嚥下調整食）を「日本摂食嚥下リハビリテーション学会嚥下調整食学会分類2013」に沿って分類した．

　回復期リハビリテーション病棟は，住み慣れた自宅に帰ることを目標としながら脳血管障害や運動器疾患者に対して集中的リハビリテーションを行う場である．嚥下機能や咀嚼機能の低下した高齢者も多数入院しており，食事に関しては安全であるとともに見た目や味の良い嚥下調整食の提供が求められる．

　一方，2016年4月の診療報酬改定において，がん，摂食・嚥下機能低下，低栄養の3つの栄養指導対象が加わった．なかでも摂食機能もしくは嚥下機能が低下した患者の要件は「医師が，硬さ，付着性，凝集性などに配慮した嚥下調整食（日本摂食嚥下リハ学会の分類に基づく）に相当する食事を要すると判断した患者であること」と明示された．このことからも，医療関係者は基準に習った嚥下調整食をより具体的に理解することが重要といえる．

　口から食べる重要性の高まりと，誤嚥性肺炎予防の両面からも，嚥下調整食の需要は今後ますます増加することが予想される．地域包括ケアの推進により，施設間や地域との連携は必須であり，在宅においてもその役割は大きい．

　本書のレシピが，患者や家族に喜ばれる食事づくりの一助になれば幸甚である．

髙山仁子，栢下　淳

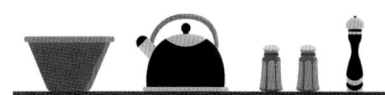

嚥下調整食 学会分類2013に基づく 回復期リハビリテーション病棟の 嚥下調整食レシピ集 105

CONTENTS

序 ……………………… 髙山仁子／栢下 淳 iii

1. 回復期リハビリテーション病棟について　　　岡本隆嗣　1
   - コラム　回復期リハ病棟における嚥下機能・栄養に関する診療報酬　8

2. 回復期リハビリテーション病棟における嚥下調整食の位置付け　髙山仁子　9
   - コラム　災害時における嚥下調整食　12

3. おいしい嚥下調整食とは（作製のコツ）　漆原真姫／渡邉美鈴　14

4. 学会分類2013の考え方（コード3およびコード4を中心に）　山縣誉志江／栢下 淳　19

5. 学会分類2013をもとにした分類の意義　桐谷裕美子　25

6. 学会分類2013（食事）コード3およびコード4の客観的分類方法　角谷 翔／栢下 淳　29

7. コード3およびコード4の適応となる対象者　中込弘美　34

8. 学会分類2013 コード3およびコード4の適応となる対象者のミールラウンドでの留意点　新谷恵子　38

9. 学会分類2013 コード3およびコード4の適応となる対象者の栄養管理上の留意点　西岡心大　42

10. 在宅生活での応用　影山典子　48

嚥下調整食レシピ集105　53
嚥下調整食レシピ集の見方と活用方法　編著者　54

コード3

肉・だいず料理　55

ポークステーキ	Ⓐ	55
酢豚	Ⓐ	55
ローストポーク	Ⓑ	56
豚しゃぶ	Ⓒ	57
豆腐の蟹しんじょ	Ⓓ	58
ロールキャベツ	Ⓔ	59
豚肉のみそ焼き	Ⓔ	60
えだまめ豆腐	Ⓕ	61
えだまめ	Ⓖ	61
健康ハンバーグ	Ⓗ	62
鶏のレモンソースかけ	Ⓘ	63
豚肉の塩炒め	Ⓘ	63
たけのこ豆腐わかめあんかけ	Ⓙ	64
タンドリーチキン	Ⓚ	65
親子煮	Ⓚ	66
やわらかハンバーグ	Ⓛ	67
肉じゃが	Ⓜ	68
豆腐バーグの卵とじ	Ⓐ	69
豆腐と卵のあんかけ	Ⓒ	69

魚料理		70
えびフライ	Ⓐ	70
煮魚	Ⓕ	70
魚のみそ漬け焼き	Ⓘ	71
蒸さけの香味ソース	Ⓚ	72
白菜とツナの和え物	Ⓚ	73

野菜料理		74
筑前煮	Ⓐ	74
かぼちゃサラダ	Ⓐ	74
キムチ漬け	Ⓖ	75
変わりきんぴら	Ⓘ	75
松葉しぐれ	Ⓘ	76
ほうれんそうのお浸し	Ⓚ	76
かぼちゃの含め煮	Ⓚ	77
ベジロール	Ⓝ	77
ごま豆腐	Ⓝ	78
カラフルサラダ	Ⓝ	78

卵料理		79
野菜と卵のソテー	Ⓞ	79
洋風茶碗蒸し	Ⓕ	79

汁物		80
ハヤシ風	Ⓐ	80
けんちん煮	Ⓞ	80

デザート		81
くずまんじゅう	Ⓒ	81
桜餅	Ⓒ	81
きな粉ゼリー	Ⓕ	82
やわらかチョコ	Ⓖ	82

その他		83
たこ焼き風	Ⓖ	83
ミックスピザ	Ⓖ	83
マッシュポテトグラタン	Ⓟ	84

コード4

肉・だいず料理		85
チンジャオ風	Ⓐ	85
鶏肉の赤ワインソース	Ⓞ	85
ハンバーグ	Ⓠ	86
だいずの煮もの	Ⓒ	87
豚チャップ	Ⓞ	88
麻婆豆腐	Ⓞ	89
鶏シューマイ	Ⓓ	89
豚肉のカレー風味	Ⓡ	90
チキンナゲット	Ⓢ	90
ロールキャベツ	Ⓔ	91
ヒレカツ	Ⓔ	92
豚肉のみそ焼き	Ⓔ	93
カツ煮	Ⓣ	93
ふんわり肉団子	Ⓗ	94
鶏天	Ⓘ	95

レシピ提供施設

- Ⓐ：アマノリハビリテーション病院
- Ⓑ：やわたメディカルセンター
- Ⓒ：東大阪病院
- Ⓓ：合志第一病院
- Ⓔ：小原病院
- Ⓕ：聖マリアヘルスケアセンター
- Ⓖ：西宮協立リハビリテーション病院
- Ⓗ：大分東部病院
- Ⓘ：長崎リハビリテーション病院
- Ⓙ：徳山リハビリテーション病院
- Ⓚ：田川新生病院
- Ⓛ：水前寺とうや病院
- Ⓜ：初台リハビリテーション病院
- Ⓝ：熊本機能病院
- Ⓞ：公立八鹿病院
- Ⓟ：登美ヶ丘リハビリテーション病院
- Ⓠ：いわてリハビリテーションセンター
- Ⓡ：三友堂リハビリテーションセンター
- Ⓢ：周南リハビリテーション病院
- Ⓣ：船橋市立リハビリテーション病院
- Ⓤ：東京湾岸リハビリテーション病院
- Ⓥ：西広島リハビリテーション病院

豚肉の塩炒め	Ⓘ	95
たけのこ豆腐わかめあんかけ	Ⓙ	96
オレンジチキン	Ⓙ	97
やわらかハンバーグ	Ⓛ	98
肉じゃが	Ⓜ	99
鶏のから揚げ	Ⓖ	99

魚料理　　　　　　　　　　　　　100

魚のみそ煮	Ⓐ	100
煮魚	Ⓕ	100
さけチーズ焼き	Ⓠ	101
はんぺんの煮つけ	Ⓒ	102
さけのマヨネーズ焼き	Ⓔ	102
赤魚のだいこんおろしかけ	Ⓔ	103
ふわふわいか団子とだいこんの煮物	Ⓗ	104
さわらのみそ漬け焼き	Ⓘ	105
ふくさ蒸し	Ⓘ	106
サーモンクリームソース	Ⓤ	107
えびとじ	Ⓙ	107
蒸しざけの香味ソース	Ⓚ	108
白菜とツナの和え物	Ⓚ	109
赤魚のさらさ蒸し	Ⓥ	109

野菜料理　　　　　　　　　　　　110

じゃがいもの重ね煮	Ⓐ	110
アスパラソテー	Ⓠ	110
だいこん炒め煮	Ⓡ	111
酢の物	Ⓞ	111
煮しめ	Ⓡ	112
ほうれんそうの和え物	Ⓘ	112
酢和え	Ⓘ	113
松葉しぐれ煮	Ⓘ	113
野菜の煮物	Ⓘ	114
トマトおでん	Ⓙ	114
ほうれんそうのお浸し	Ⓚ	115
こんにゃくの炒め煮	Ⓚ	115
みぞれ酢和え	Ⓥ	116
カラフルサラダ	Ⓝ	116
ベジロール	Ⓝ	117

汁物　　　　　　　　　　　　　　118

けんちん煮	Ⓞ	118
ビーフシチュー	Ⓝ	118

デザート　　　　　　　　　　　　119

きなこくずもち風	Ⓖ	119
フルーツヨーグルトムース	Ⓟ	119
フルーツタルト	Ⓒ	120
おはぎ	Ⓝ	120

その他　　　　　　　　　　　　　121

お好み焼き	Ⓥ	121
一口そうめんゼリー	Ⓟ	122
即席焼きそば	Ⓖ	122
パンプディング	Ⓟ	123

嚥下調整食レシピ集の提供協力施設　担当管理栄養士・給食委託会社 …………………… 124

嚥下調整食レシピ集に掲載したメーカー・製品一覧 ………………………………………… 125

資料　学会分類2013早見表 …………… 126

チームの一員として回復期患者さんの在宅復帰とリハビリテーションを支える！　一般社団法人 回復期リハビリテーション病棟協会栄養委員会…… 128

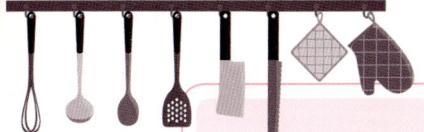

1. 回復期リハビリテーション病棟について

医療法人社団 朋和会 西広島リハビリテーション病院　岡本隆嗣

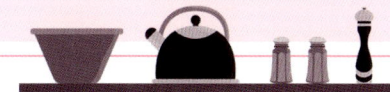

1. 日本のリハビリテーション医療の変遷

1）1960〜70年代（高齢化率6%）

　1961（昭和36）年に「国民皆保険制度」が制定された．当時のわが国のリハビリテーション（以下，リハ）医療の対象は，戦後の傷痍軍人から肢体不自由児や骨折・切断へ移っていた．1963（昭和38）年に「日本リハ医学会」が設立され，1965（昭和40）年には，「理学療法士法及び作業療法士法」が制定されたが，当時の治療は物理療法（温熱・電気・マッサージなど）が主体で，リハは郡部にある温泉療養地での，温泉医学，物理療法内科などが中心だった．その後，ポリオ，リウマチ，脊髄損傷などもリハの対象になった．

2）1980年代（高齢化率9%）

　このころになると，都市部に民間のリハ専門病院が少しずつ設立された．足がふらつくので薬は減らす，点滴栄養や導尿の管も外す，トイレへ連れて行く，お風呂に入れる，食事は食堂で，など，「しっかり手をかけてよくする」のがリハ病院の医療であるが，当時はそれらに対する診療報酬の評価はなく，リハ医療のみでは経営が成り立たない苦しい時代だった．

　1985（昭和60）年に「第一次医療法」が改正され，各医療圏ごとに地域医療計画が策定された．その直前の駆け込み増床や，「老人医療無料化」（1973年）の影響もあり，病院内で多くの寝たきり老人が生み出された．このころのリハ医療の対象は，脳卒中・頭部外傷，運動器疾患，内部障害が中心であった．寝たきり老人と増加する高齢者に対応するため，病院と在宅との中間施設として，1987（昭和62）年に「老人保健施設制度」のモデル事業（7カ所）が開始された．

3）1990年代（高齢化率12%）

　長期入院による寝たきり老人が社会問題化し，1990（平成2）年には，「高齢者保健福祉推進10カ年戦略」（ゴールドプラン）が開始された．「寝たきり老人ゼロ作戦」を重要な柱として寝たきり予防の啓発活動が進められ，急性期病院でのリハ

ビリが重要視されるようになった.

2. 回復期リハビリテーション病棟の準備

　1989（平成元）年に民間のリハ専門病院が中心となり，「日本リハ病院・施設協会」が設立された．良質なリハ医療には多くのマンパワーを必要とするため，複数の病院でタイムスタディを行い，厚生省（現厚生労働省）にデータを出し働きかけていた．そこで実践していた内容をもとに作成された「ケア10ヶ条宣言」[1]は，いまでも回復期リハ病棟で重視されるケアの重要事項である．

　一方，厚生省は進む高齢化に対し，在宅生活を支援するための保険（介護保険）を準備していた．制度施行にあたり，介護保険適応以前に可能な限り要介護状態を軽減し，在宅復帰を推進すること，すなわち「リハ前置主義」に基づき「集中的にリハ医療を行う場」として，本格的にリハ専門病棟が議論されはじめた．その努力がやっと実り，2000（平成12）年の「介護保険制度」の施行と同時に，寝たきり防止，ADL向上，在宅復帰を目的とし，活動・生活に焦点を当てたリハ医療を行うための「回復期リハビリテーション病棟」が創設された．

3. 回復期リハビリテーション病棟の開始

1）入院適応

　対象疾患，発症から入院までの期間，入院期間が定められている（表1）．2015（平成27）年の全国調査[2]によると，入院対象疾患の割合は，脳血管リハ47％，運動器リハ44％，廃用リハ7％となっている．

2）各地の整備状況

　2001（平成13）年には，「全国回復期リハ病棟連絡協議会」（現回復期リハ病棟協会）が設立された．要介護状態の主要因である脳血管障害，運動器疾患，廃用症

表1　期間と対象疾患

リハ分類	対象疾患	発症～入院	入院期間
脳血管リハ	脳卒中，脊髄損傷等	2カ月以内	150日以内
運動器リハ	大腿骨頸部骨折等	2カ月以内	90日以内
	股関節または膝関節置換術後	1カ月以内	
廃用リハ	外科手術または肺炎等の治療時の安静による廃用	2カ月以内	90日以内

表2 診療報酬の変遷

年度	リハ診療報酬ほか	入院基本料	対象者 期間	対象者 疾患	対象者 重症度（看護必要度A・B）	構造指標 Structure	過程指標 Process	結果指標 Outcome
H12 (2000)	回復期リハ制度（←リハ前置主義）介護保険制度 廃用リハ適応追加	創設	発症〜3カ月 入院〜180日	脳・脊損 骨折 廃用		医師・看護師 PT・OT専従（病棟生活を重視したリハ）		
H14 (2002)		1段階						
H16 (2004)	高齢者リハ研究会からの提言	1段階					個別リハ（1単位：20分）病棟ADL加算	
H18 (2006)	疾患別リハ上限算定日数上限 大腿骨連携パス	1段階	発症〜2カ月 入院〜150日（180日）・90日	（追加）神経・筋・靱帯損傷				
H20 (2008)	早期リハ加算 脳卒中連携パス	2段階	急性期6単位以上の期間は除外	（追加）義肢装着訓練	B(≧10点)15%以上	(医師専任)	患者1人1日あたり 6→9単位の評価	
H22 (2010)		2段階		（追加）人工関節置換術	B(≧10点)20%以上		(病棟ADL加算廃止)	
H24 (2012)	初期リハ加算	3段階			B(≧10点)30%以上 A(≧1点)15%以上	ST専従 MSW専任	休日体制（365日リハ）充実体制（1日6単位以上）	重症者の30%以上が改善（B3点以上）在宅復帰60%以上
H26 (2014)	病床機能報告制度（回復期リハ）急性期ADL加算 経口摂取回復加算	3段階＋体制強化加算			新A(≧1点)10%以上	医師・MSW専従（体制強化加算）	H25 (2013) 病院機能評価付加：リハ病院本体：回復期リハ（診療報酬対象外）	重症者の30%以上が改善（B4点以上）在宅復帰70%以上
H28 (2016)	看護必要度と実績指数の一定基準に	体制強化2段階	在院日数が結果指標に影響				6単位包括病棟の設定（実績指数<27）	実績指数（在院日数で補正した運動FIM効率）の導入

B……看護必要度B項目＝日常生活機能評価
A……看護必要度A項目
新A＝重症度、医療・看護必要度A項目

1. 回復期リハビリテーション病棟について

候群（寝たきり）を対象として，50床／人口10万，すなわち全国各地に6万床のリハ専門病棟を整備することが目標となった．毎年順調に増加し，2010（平成22）年には目標としていた全国6万床を突破した．その後も増加し続け，2015（平成27）年末現在，7.5万床（わが国の総病床の約5％）になった[2]．

3）診療報酬の変遷

2000（平成12）年の創設以来，回復期リハ病棟ほど診療報酬改定の影響を受けた病棟はほかにない．病床の機能分化，高齢化に伴う医療重症患者の増加，リハ実施量が多いほど患者のADL回復が良好という回復期リハ病棟協会の調査[3]，などを背景に，表2に示す通り構造指標（Structure），過程指標（Process），結果指標（Outcome）の基準設定や各種指標の引き上げがたびたび行われた．

4．回復期リハビリテーション病棟システム

回復期リハ病棟は，ADLを向上させ在宅復帰に導くために，Transdisciplinary Team Approach（相互乗り入れチームアプローチ）[4]を行っている病棟といえる．そのためには「目標の共有化」，「迅速かつ正確な情報伝達」が必要で，以下の4点がポイントとなる．

1）多職種の専従配置と病棟マネジメント

全国的に差はみられるが，病棟に配属される職種・人員数は毎年増加傾向にある[1]．当院のある病棟（52床）では13職種・合計89名が配属されている．これだけ多くの職種・人員になると従来の職種ごと縦割りの人員管理では限界がある．当院では病棟看護師長に加え，リハマネジャー（RM）を病棟ごとに配属し，仕事を補完し合いながら管理業務に専念し，病棟の多職種マネジメントを行っている．

2）集中的リハビリテーション

2006（平成18）年から患者1人1日あたり9単位（3時間）まで提供可能となり，2010（平成24）年から休日リハ実施体制が評価された（表2）．FIT（Full-time Integrated Treatment）プログラムなどにより脳卒中に対する1日3時間・365日リハ体制の有効性が示されている[3,5]．また当院のデータによると，運動器リハにおいても同様のことがいえる（図1）．リハ専門医が病棟を束ねている病棟では，リハ効果が高いことも報告されている[6]．

一方，入院医療費においてリハの占める割合は年々増加し続け，2013（平成25）年には，全体の5％を突破した．厚生労働省保険局医療課による検証調査では，入院中のADL向上の度合が医療機関で大きな差があることが指摘された．

2016（平成28）年の診療報酬改定では，一定の実績（在院日数で補正した運動

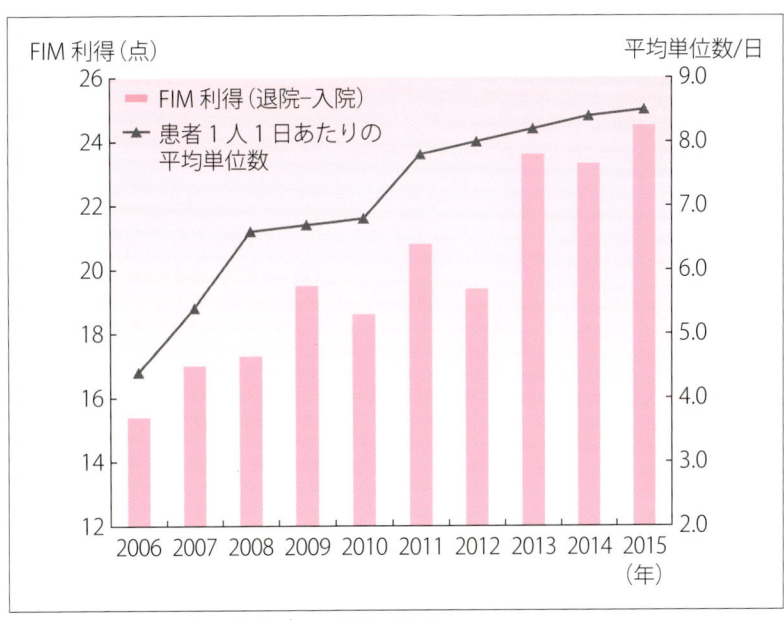

図1　大腿骨頸部骨折に対するリハ効果（当院）

FIM効率で計算）を下回る病棟は，患者1人1日あたり6単位で包括化されることになった．

3）病棟生活でのリハビリテーション

　毎日のリハ訓練時間以外にも，日々病棟生活でADL動作が繰り返されているが，それを「訓練」にするためには，病棟看護・介護の動作介入方法に工夫が必要である．日常生活で麻痺上肢の使用を促すtransfer package[7]はその一例である．また朝・夕は更衣・整容・食事・トイレなどADLの"ゴールデンタイム"であるが，日勤時間外のため出勤者が少ない[2]．勤務時間をずらしてマンパワーを増やし，訓練効果を少しでも増やすような工夫が必要である．

4）情報管理・共有システム

　多職種のチームアプローチに，迅速かつ正確な情報共有は欠かせない．回復期リハ病棟への電子カルテ導入率は50％を超えた[2]が，チームアプローチに必要な，各職種の評価，カンファレンス，リハ総合実施計画書の作成，リハ訓練や装具処方，といった機能を標準的に備えているものは少ない[8]．当院は情報管理専門の職員を各病棟に配属し，電子カルテの機能を補うためのデータ管理ソフトを組み合わせ，情報の入力・活用を行っている．

5．回復期リハビリテーション病棟の PDCA

　回復期リハ病棟では，毎週のようにADLが変化し，それに伴うリスクも高い時期である．当院ではその日，病棟に勤務する全職員が参加して行われる朝のミーティング時間内に，患者のミニカンファレンスを実施している．2週間を1サイクルとし，2週間で病棟全患者が一周する．

　ミニカンファレンスの役割は，直近2週間の病棟での進捗状況（病棟生活状況，ADL能力・リハ評価の変化，検査結果）の確認，全体の方針（目標，計画）の設定（Plan），リスク・リハ訓練・ADL指示の再処方，などである．それに基づき各職種の計画・目標が見直され，日々のアプローチを実施する（Do）．途中で日々のADL実施状況や各種評価に関する相互の情報を交換・共有し，さらに計画を修正していく（Check）．ミニカンファレンス前に開催されるミーティングで，4段階の目標移動能力別に設定しているクリニカルパスシートの項目をチェックする（Act）．当院の管理栄養士も病棟に配属され，毎朝のミニカンファレンスに参加し，全体のリハ計画をもとに栄養管理や嚥下調整食の見直しを行う．

　このPlan-Do-Check-ActのPDCAサイクルを回し続けることがチームアプローチの核となる．チームの質の高さを分けるのは，このPDCA回転力の差である．これを組織的に行うためには，チームメンバーの「規律」が必要となる．これらを実施し，徹底させ，システムを見直す力が病棟の「質」といえる．

6．在宅へのソフトランディング

　回復期リハ病棟のゴールは，病棟内生活の自立ではなく，住み慣れた地域や自宅へソフトランディング（軟着陸）させ，その生活をできるだけ長く継続させることである．退院を境に，呼べばすぐ介助者がきてくれ，毎日リハを豊富に受けられる環境から，突然そうではない環境に直面する．

　当院では下記に取り組んでいる[9]．

① 入院時訪問

　家屋だけでなく本人や家族が暮らしている生活空間を把握することを目的とする．入院早期に訪問することにより，入院中の訓練プログラムや退院後の目標設定がより具体的になる．撮影した動画をカンファレンスで活用することで，情報量が飛躍的に増える．

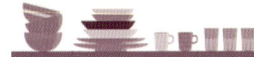

②退院3カ月後の生活目標の設定

退院後の生活を想定した目標を設定することは，生活期スタッフとの情報共有やリハの連続性，スタッフ教育に有用となる．

③退院日同行訪問・退院後訪問

本人や家族，あるいはスタッフ側に不安要素が残っている場合，または退院前カンファレンスにより必要性が判断された場合に実施する．

④回復期・生活期合同症例検討会

退院数カ月後に，回復期・生活期の両者スタッフが合同で症例検討会を行い，退院後のリハを含めた生活での問題点を見通せる力を養う．

⑤自宅退院者へのフォロー電話・アンケート調査

退院後直接フォローできる患者は限られているため，電話（退院2週後）やアンケート（退院3カ月後，1年後）によりADL，APDL（家事，買い物，外出，旅行，仕事等）を把握する．

7．今後の目標

回復期リハ病棟創設後，リハ医療はさまざまな点で変化した．今後はリスク管理や多職種連携，生活機能向上をめざしたリハを回復期で経験したスタッフがどんどん地域に出て行き，地域でのチームアプローチを促進する原動力になってほしい．また管理栄養士にも，地域生活を見据えた嚥下調整食の指導や，実際に地域に出向き退院後の訪問指導を行うことを期待したい．患者がよりよい地域生活を送るためには，良質な回復期リハとそのフォローアップが欠かせない．

参考文献

1) 石川　誠：回復期リハビリテーション病棟の役割．治療　2005；87(1)：133-138．
2) 一般社団法人 回復期リハビリテーション病棟協会：平成27年度 回復期リハビリテーション病棟の現状と課題に関する調査報告書 2016．
3) 永井将太，園田　茂，筧　淳夫ほか：脳卒中リハビリテーションの訓練時間と帰結との関係．総合リハ　2009；37(6)：547-553．
4) 橋本圭司，大橋正洋，渡邊　修ほか：重度認知・行動障害者に対する相互乗り入れチームアプローチ．Jpn J Rehabil Med 2002；39(5)：253-256．
5) 渡邉　誠，奥山夕子，登立奈美ほか：回復期脳卒中患者における訓練単位増加と年齢別のADL改善との関係．脳卒中　2012；34(6)：383-390．
6) 回復期リハビリテーション病棟 リハ医のリーダーシップ．回復期リハビリテーション：回復期リハビリテーション病棟協会機関誌 2015；14(2)：24-35．
7) Taub E, Uswatte G, Mark VW, et al.: Method for enhancing real-world use of a more affected arm in chronic stroke : transfer package of constraint-induced movement therapy. Stroke 2013；44：1383-1388．
8) 菅原英和，八幡徹太郎，岡崎英人ほか：回復期リハビリテーション病棟における電子カルテの実態調査．Jpn J Rehabil Med 2013；50(5)：319-327．
9) 岡光　孝：患者の直接的フォローから行政・地域連携まで 幅広い視点のフォローアップ体制．回復期リハビリテーション　2016；14(4)：21-23．

Column 回復期リハ病棟における嚥下機能・栄養に関する診療報酬

　平成24年度の診療報酬改定で，栄養管理実施加算が入院料に包括され，入院医療機関に常勤の管理栄養士の配置が必須となった．平成27年度の回復期リハ病棟協会の実態調査（799病院・1072病棟が回答）によると，回復期リハ病棟を有する病院への管理栄養士の配置は1.6±1.2名（100床あたり），回復期リハ病棟に管理栄養士を専従で配置している病棟は全体の20.3%であった．

　このたび，平成28年度の診療報酬改定では，経口摂取への取り組み要件が緩和・拡大され（経口摂取促進加算2），流動食を提供する場合の食事療養費が引き下げられ，特別食加算が算定できなくなった．また栄養サポートチーム加算に関して，歯科医師との連携が新たに評価された（歯科医師連携加算）．回復期リハ病棟では，栄養や嚥下に関する検査・評価や，チームでの対応が日々なされているが，下記の通り，出来高算定可能な診療報酬項目は少ない．これらの事項は，回復期リハ病棟では「やるのが当然」と思われているのだろう．

（岡本隆嗣）

嚥下機能・栄養に関するおもな診療報酬点数（H28年度改定）

1. 嚥下機能に関する事項

検　査	点数コード	名　　称	点　数	回復期リハ病棟へ入院中の算定
嚥下内視鏡検査（VE）	D298-2	内視鏡下嚥下機能検査	600	×（入院料に包括）
嚥下造影検査（VF）	E000	透視診断	110	×（入院料に包括）
	E003-7	嚥下造影（造影剤注入手技）	240	×（入院料に包括）
	E002-3	造影剤使用撮影 　イ　アナログ撮影 　ロ　デジタル撮影 　電子化保存	 144 154 66	×（入院料に包括） ※イ・ロのどちらか ×（入院料に包括）

リハビリテーション	点数コード	名　　称	点　数	回復期リハ病棟へ入院中の算定
摂食機能療法	H004	摂食機能療法 ＋ 　イ　経口摂取回復促進加算1 　ロ　経口摂取回復促進加算2	185 180 20	○ ○ ※イ・ロのどちらか

2. 栄養に関する事項

入院料加算	名　　称	点　数	回復期リハ病棟へ入院中の算定
A233-2	栄養サポートチーム加算 ＋　歯科医師連携加算	200 50	×（入院料に包括） ×（入院料に包括）

特定疾患治療管理料	名　　称	点　数	回復期リハ病棟へ入院中の算定
B001-10	イ　入院栄養食事指導料1 　　初回 　　2回目以降 ロ　入院栄養食事指導料2 　　初回 　　2回目以降	 260 200 250 190	×（入院料に包括） ※イ・ロのどちらか
B001-11	集団栄養食事指導料	80	×（入院料に包括）

処　置	名　　称	点　数	回復期リハ病棟へ入院中の算定
J034-2	ED　チューブ挿入術	180	×（入院料に包括）
J043-4	経管栄養カテーテル交換術	200	×（入院料に包括）
J120	鼻腔栄養 ＋　間歇的経管栄養法加算	60 60	×（入院料に包括） ×（入院料に包括）

3. 食事に関する事項

食事料		回復期リハ病棟へ入院中の算定
入院時食事療養費（Ⅰ）	①②以外の食事療養を行う場合　640円（1食につき） ②流動食のみを提供する場合　575円（1食につき）	○ ※（Ⅰ）・（Ⅱ）のどちらか
特食加算	①の場合のみ，特食を提供した場合　76円（1食につき）	
入院時食事療養費（Ⅱ）	①②以外の食事療養を行う場合　506円（1食につき） ②流動食のみを提供する場合　455円（1食につき）	

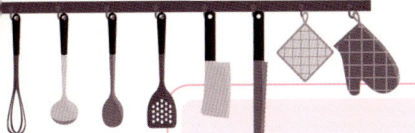

2. 回復期リハビリテーション病棟における嚥下調整食の位置付け

医療法人社団 寿量会 熊本機能病院診療技術部栄養部　髙山仁子

1. はじめに

　回復期リハビリテーション（以下，回復期リハ）病棟の役割のひとつに，摂食嚥下障害に対するリハビリテーション（以下，リハ）がある．摂食嚥下障害は，誤嚥性肺炎，窒息，脱水，低栄養などの原因になる．また，それに加えて食べる楽しみを奪うことにもつながるため，その対応は非常に重要である．摂食嚥下障害者にとって，嚥下調整食は直接的な摂食嚥下リハのツールのひとつであり，「口から食べる」という人間の基本的欲求を満たすものでもあることからもその役割は大きい．図1に回復期リハ病棟における段階的摂食嚥下訓練の流れを示す．

　本稿では，回復期リハ病棟で提供される嚥下調整食の意義や期待されていることを紹介する．

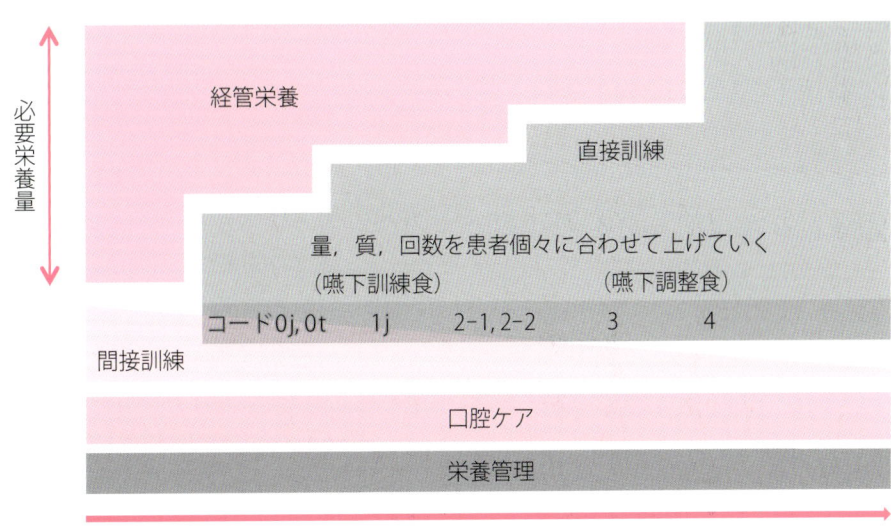

図1　回復期リハ病棟における段階的摂食嚥下訓練の流れ[1]（一部改変）

2. 回復期リハビリテーション病棟の入院患者には摂食嚥下障害が発生しやすい

　平成 28（2016）年 3 月に発行された「回復期リハ病棟の現状と課題に関する調査報告書」[2] によると，回復期リハ病棟入院患者の平均年齢は 75.8 歳であり，75 歳以上の高齢患者が全体の 6 割以上を占め，この割合は微増傾向にある．原因疾患としては，脳血管系が 47.3％，整形外科系が 44.0％，廃用症候群が 7.4％であり，約 5％が経鼻胃管，約 1％が胃瘻管理の状態で入院している．

　脳卒中患者においては高率で摂食嚥下障害を合併することが知られており，海外の報告[3] では 37 ～ 78％に嚥下障害が認められている．整形外科疾患，とくに大腿骨頸部骨折は，骨折前から加齢や活動の低下による栄養障害やサルコペニア，フレイルのことが多く[4]，術後に嚥下障害が出現する場合もある．また，廃用症候群では，呼吸機能の低下のみでなく咽頭や喉頭の嚥下に直接かかわる筋群の低下もあるため，廃用による嚥下障害は非常に深刻な問題になる[5]．

　これらの現状からも，回復期リハ病棟の入院患者は摂食嚥下障害が発生しやすいといえる．

3. 回復期リハビリテーション病棟における嚥下調整食

　回復期リハ病棟の多施設調査によると，経管栄養の状態で回復期リハ病棟に入院した脳卒中患者の 71％は退院までに何らかの食事摂取が可能となり，53％は 3 食経口摂取可能となり経管栄養から離脱できたと報告されている[6]（図 2）[7]．嚥下調整食は，図 2 における，経口＋補助食品，あるいは 3 食経口のみの部分に該当する．とくに本書で取り上げているコード 3 およびコード 4 の料理を摂取できるようになると，必要とする栄養はほぼ食事から摂取できることから，その位置づけと役割は大きい．

　摂食嚥下リハの成功のためには，口腔ケア，栄養管理，摂食嚥下評価および訓練を包括的にバランスよく行う必要がある[6]．頸部の角度，姿勢などの条件とともに，食物そのものを使って行うのが直接訓練であるが，嚥下は実際に嚥下を行うことによりもっとも訓練されるので，安全に嚥下が可能な食物形態を決定して訓練を行うことはきわめて重要である．

　食事は「訓練」と称さずとも 1 日 3 回必ず実施される飲み込むための練習でもある．また，嚥下調整食はバリエーションがある一方で，毎日一定の基準の食事形態

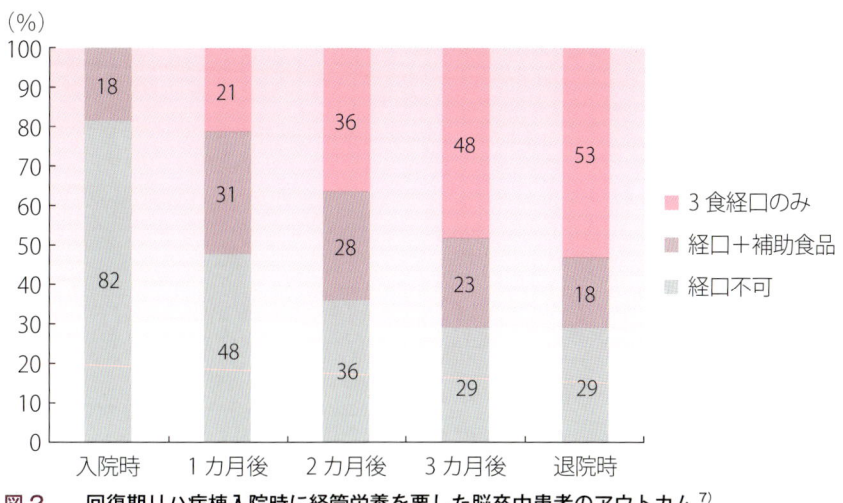

図2　回復期リハ病棟入院時に経管栄養を要した脳卒中患者のアウトカム[7]

で提供され，見た目で意欲がわくことや，食べておいしいことが期待される．それは訓練でもあり楽しみでもあるため，その両立が求められる．

　また，摂食嚥下リハに準じて段階的な食形態を用意しておくことも必要である．回復期リハ病棟入棟後，1カ月，2カ月とリハが進むにつれ，おおむねADL（日常生活動作）も改善し運動量が多くなる症例が多いことから，栄養量の充足にも気をつけたい．

4.「安全でおいしい嚥下調整食」をつなぐ

　回復期リハ病棟管理栄養士10か条（表1）[8]は，回復期リハ病棟における管理栄養士の指針を示したものであるが，その第4条に嚥下食（嚥下調整食）について言及している．チェックポイントにもあるように，基準に沿った段階的な嚥下食（嚥下調整食）を整備し，それを多職種と共有すること，患者個々に合わせた対応を行うことが重要である．また，安全な食事形態の嚥下調整食を確実に摂取することは，全身状態の改善及びリハビリテーション効果の向上につながる．さらに，これらはシームレスな対応が望ましい．すなわち急性期から回復期，維持期への途切れない情報（サマリー）と，標準化された食事が大切と考える．

　周知の通り，嚥下食の名称や食物形態については施設の規模や地域性など，さまざまな事情から全国での統一化は難しい状況である．本書後半の「嚥下調整食レシピ集105」を参考に，共通の「ものさし」として嚥下調整食学会分類を食事として理解することから，嚥下調整食標準化の第一歩とすることを推奨したい．

表1　回復期リハ病棟管理栄養士10か条[8]（一部抜粋）

4．適切な嚥下食の提供と開発をしよう
【考え方】
　摂食嚥下障害患者に対し，その人の機能に適した食形態・量の食事を提供することが，安全な経口訓練の基本となります．食事の楽しみを取り戻すために，適切な食提供は，大切な役割を果たします．栄養部門は多職種と共に段階的な嚥下食の基準を設定し，基準に基づいた嚥下食の開発や，品質管理が求められます．経口訓練中の患者は，必ずしも食事摂取が良好ではありません．管理栄養士は個人にあった食事の提案を行い，適切な食事設定を多職種で検討することが重要です．
【チェックポイント】
　□段階的な嚥下食の基準が整備されている
　□嚥下食の基準は多職種で共有できている．又は共有するための機会を設けている
　□個々の患者に対し適切な食事設定を多職種で検討している

5．まとめ

　回復期リハ病棟協会栄養委員会で2012年に実施した調査[9]では，退院時3食経口摂取の場合82％が在宅復帰していた．ADL向上と生活再建を目標とする回復期リハ病棟において，嚥下調整食の果たす役割は大きい．対象疾患どれもが摂食嚥下障害にかかわっていること，摂食嚥下障害の問題は，①食べる楽しみを喪失させる，②低栄養・脱水を起こしやすい，③誤嚥・窒息のリスクがある，以上の3点を回復期リハ病棟における嚥下調整食はカバーする役割が求められている．そして，摂食

Column　災害時における嚥下調整食

　平成28（2016）年4月14・16日，筆者らは震度7の大地震（H28熊本地震）に見舞われた．病院では入院患者だけでなく，職員はもとより逃げ込んできた多くの近隣の住民の食事提供も必要となった．被災初期は水が貴重な資源である．手洗いや食事の提供，洗浄にも水が必要である．とにかく食中毒，感染，誤嚥・窒息といった事故を起こさないよう，細心の注意を払って食事の準備を行った．震災中も嚥下調整食の提供は必須である．通常のような細かな対応はできないため，リスク管理を最優先に献立と食事形態を決定した．食事形態は普通食・軟菜食（コード4相当）・嚥下調整食（コード3相当）の3つ＋αで対応した．嚥下調整食作製時に役に立ったのは，ムース状の冷凍の食材（野菜・肉・魚など）と，ポタージュベースの栄養強化食品，常温保存可能な高エネルギーや高たんぱく質のゼリー類であった．幸い，早い時期に電気が復旧したため，これらを備蓄食品とさまざまに組み合わせて対応した．食材や商品の特性を知り，日ごろから組み合わせのバリエーションを考えておくと，いざという時に役に立つ．災害時における嚥下調整食は，リスク管理と柔軟な発想が大事である．また，災害時だからこそ，食事が癒しとなることも付け加えておきたい．

（熊本機能病院　髙山仁子）

嚥下リハの重要なツールとして，安全でおいしい嚥下調整食を急性期，回復期，維持期（地域）へと切れ目なくつなぐことで，1人でも多くの患者さんを笑顔にしていくことが期待されている．

参考文献

1) 江頭文江：嚥下機能と5段階の嚥下食．In：江頭文江，栢下　淳，編著．嚥下食ピラミッドによる嚥下食レシピ125：医歯薬出版；2007．p14-15．
2) 一般社団法人回復期リハビリテーション病棟協会．平成27年度回復期リハビリテーション病棟の現状と課題に関する調査報告書：2016．
3) Martino R, Foley N, Bhogal S, et al : Dysphagia after stroke: incidence, diagnosis, and pulmonary complications. Stroke 2005；36(12)：2756-2763.
4) 金杉絵里：大腿骨近位部骨折のリハビリテーション栄養．臨床栄養臨時増刊号　2014；125(4) 483-487．
5) 稲川利光：サルコペニアの基本②活動（廃用），In：若林秀隆，藤本篤士，編著．サルコペニアの摂食・嚥下障害：医歯薬出版；2012．p29．
6) 菅原英和：摂食嚥下障害の栄養管理（1）医師の立場から．臨床栄養　2016；128(1)：64-68．
7) 小川　彰：高齢脳卒中患者をモデルとした栄養管理と摂食機能訓練に関するアルゴリズムの開発，および経口摂取の状態の改善効果の検証．平成25年度総括・分担研究報告書．厚生労働科学研究補助金長寿科学総合研究事業　2014；p27．
8) 後藤桂子，波多野桃，漆原真姫ほか（出席）：管理栄養士座談会　おいしい食事で患者さんを元気に！：回復期リハ病棟　栄養スタッフのかかわり「管理栄養士10か条チェックリスト」（栄養委員会・2012年作成），回復期リハビリテーション　2013；11(4)：5-20．
9) 髙山仁子，西岡心大ほか：回復期リハ病棟における栄養状態とFIMの関連性〜回復期リハ病棟協会栄養委員施設調査〜．静脈経腸栄養　2013；28(1)．

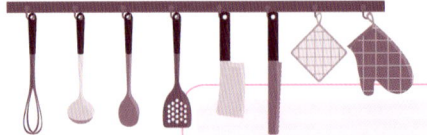

3. おいしい嚥下調整食とは（作製のコツ）

特定医療法人社団 勝木会 やわたメディカルセンター栄養課　漆原真姫
公益財団法人 脳血管研究所美原記念病院栄養科　渡邉美鈴

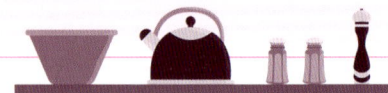

1. 五感を刺激する

　ヒトは口から食べることが自然な姿である．何らかの障害や脳卒中，廃用による咀嚼嚥下機能の低下が生じても消化器機能が正常であれば，まずは口から食べられるのかを考える．回復期リハ病棟では多職種協働で口から食べることを追求する．食事は肉体的栄養補給だけでなく，精神的健康にも大きく影響する．食べた後に「おいしかった」と笑顔になり，充実感を得るには，五感（視覚，嗅覚，味覚，触覚，聴覚）がとても重要である（図1）．疾病によって，この五感の機能低下をもたらすこともあるが，これを刺激する料理こそ，生命を維持するための栄養を補える料理ではなかろうか．
　一般的に，嚥下調整食と聞くと，食材のわからないどろどろした料理をイメージ

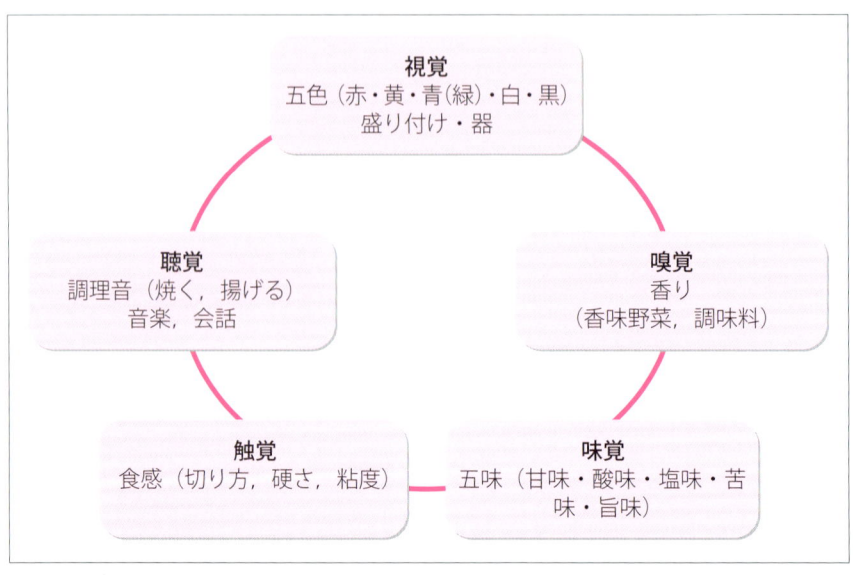

図1　五感と食欲の関係

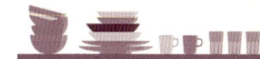

するようである．「食べたい」と思い，実際に食べて「おいしい」と感じ，肉体的，精神的に栄養を届けられる嚥下調整食を作製し提供することが，われわれに求められている課題である．

1) 食における五感

(1) 視覚
　赤・黄・青(緑)・白・黒の五色の色彩をいかした食材選択が重要である．また同じ食材であっても，盛り付けや器を変えることにより，いっそう食欲を刺激する料理にみせることができる．
　料理の見た目は，食欲をそそる要素の80％を占めるといわれている．

(2) 嗅覚
　香りは食欲増進効果につながりやすい．料理名がわからなくても「おいしそう」な香りは食が進む．

(3) 味覚
　味の閾値は加齢に伴って上昇し，味覚感受性は低下するといわれている．とくに塩味の閾値に差が出るため，はっきりした味付けや個々の嗜好にあった味付けが食欲につながる．薬や加齢による唾液の分泌低下も味覚に大きく影響するため，口腔ケアも重視したい．

(4) 触覚
　「食感」ともいわれ，食材の大きさや切り方，硬さも食欲に影響する．また，舌に触れたときの温度によっても感じ方は変わる．

(5) 聴覚
　調理の音も食欲を刺激する．また，心地よい音楽や会話は，食事の場面をよりよい環境とするため味覚を敏感にする．

2) 食は文化
　「おいしい」と感じる料理の演出に「季節感」「地域性」は欠かせない．とくに日本人は食の文化を大切に伝承してきた．行事食はそのひとつであり，四季折々の旬の食材を味わうことは，五感を刺激し食欲増進につながると同時に，安価で栄養価も高い料理になる．とくに，地産地消を意識し地元の食材を積極的に使用することが望ましい．その地域にまつわる郷土料理は精神的健康の観点からも積極的に取り入れたい．

2.「おいしい」嚥下調整食のコツ

　嚥下調整食を作製するにあたり，おいしさを追求することはもちろん，嚥下機能

表1　嚥下調整食を調理する際に便利な調理器具と材料

調理器具	ミキサー，フードプロセッサー，すり鉢，コーヒーミル，パコジェット，圧力鍋
物性を安定させる材料	ゼラチン，かたくり粉，寒天，小麦粉などのでんぷん，増粘剤（とろみ調整剤）

に応じた適切な食材の利用や調理方法が前提にあることはいうまでもない．嚥下調整食は調理の工程が複雑化しているため，物性の再現性が難しい．調理者が摂食嚥下障害を理解し各段階の物性をイメージできていることが重要であるといわれている[1]．

　嚥下調整食を調理する際には，表1に示すような調理器具や材料を上手に活用したい．ここでは，各食品の調理方法のポイントや工夫を紹介する．

1）各食品の調理ポイント
(1) 肉
　調理した肉はそのままでは硬いため，ミキサーなどでペースト状にする．脂身の少ない赤身や鶏肉では油脂（オリーブ油やバター）を少量加えるとなめらかになりコクも出る．また，ひき肉を用いる場合はとろみの付いた料理（クリーム煮や麻婆豆腐など），かぼちゃやいもと混ぜ合わせた料理（コロッケやマヨネーズサラダ）がばらつかず食べやすい．

　また，つなぎにたまねぎや卵，やまいもなどを混ぜ合わせることでやわらかく仕上がる．

(2) 魚
　脂質や水分の多い魚（かれい，ひらめ，たちうお，ぎんだら，ぶり，さんま，いわしなど）は加熱しても身がやわらかく，骨を取り除けばそのままでも食べやすい．さわらやさけ，まぐろなどは加熱により身が硬くなり，ぱさつくため，卵やいも類，小麦粉をつなぎに団子状に再成形した料理にすることで食べやすくなる．

　刺身やたたき，ねぎとろはそのままでもやわらかく食べやすいが，衛生面に配慮し提供したい．

(3) だいず・だいず製品
　だいずはすりつぶしたものや加工品を利用する．だいず加工品のなかでも油揚げや高野豆腐，きな粉は嚥下しにくい食材であるため利用しにくい．絹ごし豆腐はそのままでも利用できるが，加熱により硬くなり嚥下しにくくなるため注意が必要である．

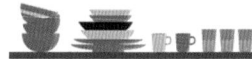

(4) 鶏卵

卵は比較的使用しやすい食材であり，卵豆腐，温泉卵，茶碗蒸し，いり卵など手軽に嚥下調整食として利用できる．ゆで卵はばらつくことでむせの原因になるため注意したい．

(5) 牛乳・乳製品

牛乳は液状のままではむせることもあるため，料理に利用するとよい．ヨーグルトはそのままでも利用しやすい．

(6) いも類

いも類は，全般にやわらかく煮ればそのまま舌でつぶせるため利用しやすい．しかし水分が少ないと嚥下しにくいため注意したい．ながいもはそのまますりおろして利用でき，ねぎとろなどほかの食材のつなぎとなる．

(7) 野菜

かぼちゃや，やわらかく煮たにんじんなど，比較的でんぷんの多い野菜以外は，繊維が多く調理に工夫が必要である．サラダなど野菜は生の状態で摂取することは困難であり，火を通してミキサーにかけ形成する，あるいは圧力鍋で煮るなど繊維を壊すとやわらかく嚥下しやすくなる．

(8) 果物

バナナや熟したメロンなど，舌でつぶせるものはそのままでも利用できる場合がある．りんごなどはすりおろしたりコンポートにしたりすると食べやすくなる．

(9) 穀類

嚥下機能に合わせて粥のかたさを調整する．ご飯をやわらかく煮た水分の少ない粥状の形状や粥をゼリーにしたものは誤嚥しにくい．

パンはそのままではぱさつきやすく不向きである．パンを牛乳で煮たり，フレンチトーストにして水分を含ませると食べやすくなる．

めん類は一口大程度に切って歯茎でつぶせるくらいにやわらかく煮ると食べやすい．嚥下機能に応じて汁にはとろみが必要となる．

2) 料理の工夫

嚥下調整食は，段階によってはペースト状やムース状で均一な形状のため食感の変化がつけにくい．よって，和・洋・中と幅広い料理で味付けに変化をもたせるとよい．また，同じムース状の素材に添えたり，かけたりするソースを変えるだけでも，バラエティ豊かな料理を楽しむことができる．またソースは料理をよりなめらかにするため嚥下しやすくもなる．

近年，さまざまな増粘剤が開発され，味を損なわずにおいしく安全に嚥下調整食がつくれるようになった．ただ，でんぷんの多い食材（いも類，かぼちゃなど）を

料理に使用することで増粘剤を使用せずに，嚥下調整食をつくることも可能である．

　また，嚥下機能が低下してくると低栄養リスクは高まる．少量でも高カロリーである油を嚥下調整食にじょうずに使用することで，こくやなめらかさが増し，栄養価も食形態もより適切な料理になりうる．

　料理の可能性は無限大といわれるように，本書で紹介するレシピからさらに各地域や施設，家庭に合ったオリジナルの嚥下調整食が広がることを期待する．

参考文献

1) 江頭文江，栢下　淳編著：嚥下食ピラミッドによる嚥下食レシピ125．医歯薬出版，2008，p11-12．

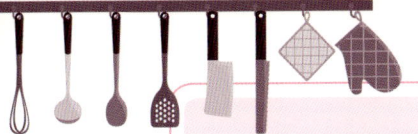

4. 学会分類2013の考え方
（コード3およびコード4を中心に）

県立広島大学人間文化学部健康科学科　山縣誉志江／栢下　淳

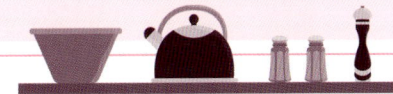

1. はじめに―学会分類2013とは

　嚥下機能や咀嚼機能が低下した際に提供する食事の分類表として，「嚥下調整食分類2013」がある．日本摂食嚥下リハビリテーション学会では，嚥下調整食分類を作成する特別委員会を組織し，「嚥下調整食分類2013」（以下，学会分類2013）を策定した[1]．学会分類2013では，国内の病院・施設・在宅医療および福祉関係者が共通して使用できることを目的とし，「食事」（表1）および「とろみ」（表2）について段階分類を示している．

　食事の基準では，物性値の表記はないものの，嚥下食ピラミッド，特別用途食品，ユニバーサルデザインフードといったほかの基準との対応が示されている（表1）．また，とろみの基準では，粘度値および簡易粘度測定法（LST：Line Spread Test）による粘性の範囲が示されている．各段階のとろみのイメージを表3に示す．

　嚥下障害者は，嚥下障害の原因となる疾患や，重症度の程度などにより，適切な食事形態が異なる．そのため，「学会分類2013」（食事）のコード番号は，必ずしもすべての症例で難易度（改善過程）と一致するものではない．これを踏まえたうえで各コード分類の食形態を理解する必要がある．

　コード0jおよびコード1jはゼリー状の食事，コード2ではペースト状の食事であり，コード3およびコード4は形のあるやわらかい食事である（図1）．一般的に嚥下調整食はやわらかく仕上げるため水分を食品の内部に含ませることが多い．水分を含むと単位重量あたりの栄養価が低下するため低栄養に陥りやすい．本書では学会分類コード3およびコード4のレシピを中心に掲載しているが，この段階の食事を摂取している患者の栄養摂取方法は経口摂取が中心になり，栄養不足も起こしやすい．栄養不足が考えられる場合には栄養剤（とろみつきの場合もあり）や高エネルギー，高たんぱくの嚥下調整食を追加で提供する．本書後半のレシピで紹介しているコード3とコード4について，嚥下調整食分類2013の説明を以下に抜粋した．

表1 嚥下調整食分類2013（食事）早見表

コード [I-8項]		名称	形態	目的・特色	主食の例	必要な咀嚼能力	他の分類との対応
0	j	嚥下訓練食品 0j	均質で、付着性・凝集性・かたさに配慮したゼリー 離水が少なく、スライス状にすくうことが可能なもの	重度の症例に対する評価・訓練用 少量をすくってそのまま丸呑み可能 残留した場合にも吸引が容易 たんぱく質含有量が少ない		（若干の送り込み能力）	嚥下食ピラミッドL0 えん下困難者用食品許可基準I
0	t	嚥下訓練食品 0t	均質で、付着性・凝集性・かたさに配慮したとろみ水 （原則的には、中間のとろみあるいは濃いとろみ*のどちらかが適している）	重度の症例に対する評価・訓練用 少量ずつ飲むことを想定 ゼリー丸呑みで誤嚥したりゼリーが口中で溶けてしまう場合 たんぱく質含有量が少ない		（若干の送り込み能力）	嚥下食ピラミッドL3の一部（とろみ水）
1	j	嚥下調整食 1j	均質で、付着性、凝集性、かたさ、離水に配慮したゼリー・プリン・ムース状のもの	口腔外で既に適切な食塊状となっている（少量をすくってそのまま丸呑み可能） 送り込む際に多少意識して口蓋に舌を押しつける必要がある 0jに比し表面のざらつきあり	おもゆゼリー、ミキサー粥のゼリーなど	（若干の食塊保持と送り込み能力）	嚥下食ピラミッドL1・L2 えん下困難者用食品許可基準II UDF区分4（ゼリー状） （UDF：ユニバーサルデザインフード）
2	1	嚥下調整食 2-1	ピューレ・ペースト・ミキサー食など、均質でなめらかで、べたつかず、まとまりやすいもの スプーンですくって食べることが可能なもの	口腔内の簡単な操作で食塊状となるもの（咽頭では残留、誤嚥をしにくいように配慮したもの）	粒がなく、付着性の低いペースト状のおもゆや粥	（下顎と舌の運動による食塊形成能力および食塊保持能力）	嚥下食ピラミッドL3 えん下困難者用食品許可基準II・III UDF区分4
2	2	嚥下調整食 2-2	ピューレ・ペースト・ミキサー食などで、べたつかず、まとまりやすいもので不均質なものも含む スプーンですくって食べることが可能なもの		やや不均質（粒がある）でもやわらかく、離水もなく付着性も低い粥類	（下顎と舌の運動による食塊形成能力および食塊保持能力）	嚥下食ピラミッドL3 えん下困難者用食品許可基準II・III UDF区分4
3		嚥下調整食 3	形はあるが、押しつぶしが容易、食塊形成や移送が容易、咽頭でばらけず嚥下しやすいように配慮されたもの 多量の離水がない	舌と口蓋間で押しつぶしが可能なもの 押しつぶしや送り込みの口腔操作を要しそれらの機能を賦活し、かつ誤嚥のリスク軽減に配慮がなされているもの	離水に配慮した粥など	舌と口蓋間の押しつぶし能力以上	嚥下食ピラミッドL4 高齢者ソフト食 UDF区分3
4		嚥下調整食 4	かたさ・ばらけやすさ・貼りつきやすさなどのないもの 箸やスプーンで切れるやわらかさ	誤嚥と窒息のリスクを配慮して素材と調理方法を選んだもの 歯がなくても対応可能だが、上下の歯槽堤間で押しつぶすあるいはすりつぶすことが必要で舌と口蓋間で押しつぶすことは困難	軟飯・全粥など	上下の歯槽堤間の押しつぶし能力以上	嚥下食ピラミッドL4 高齢者ソフト食 UDF区分2およびUDF区分1の一部

学会分類2013は、概説・総論、学会分類2013（食事）、学会分類2013（とろみ）から成り、それぞれの分類には早見表を作成した。
本表は学会分類2013（食事）早見表である。本表を使用するにあたっては必ず「嚥下調整食学会分類2013」の本文を熟読されたい。
なお、本表中の【 】表示は、本文中の該当箇所を指す。
* 上記0tの「中間のとろみ・濃いとろみ」については、学会分類2013（とろみ）を参照されたい。

本表に該当する食事において、汁物を含む水分にはとろみが必要になる場合には原則とろみを付ける。
ただし、個別に水分のとろみ付けが不要と判断された場合には、その原則は解除できる。
他の分類との対応については、学会分類2013との整合性や相互の対応が完全に一致するわけではない。

20

表2 嚥下調整食分類2013（とろみ）早見表

	段階1 薄いとろみ	段階2 中間のとろみ	段階3 濃いとろみ
英語表記	Mildly thick	Moderately thick	Extremely thick
性状の説明 （飲んだとき）	「drink」するという表現が適切なとろみの程度 口に入れると口腔内に広がる液体の種類・味や温度によっては，とろみが付いていることがあまり気にならない場合もある 飲み込む際に大きな力を要しない ストローで容易に吸うことができる	明らかにとろみがあるという感じがあり，かつ「drink」するという表現が適切なとろみの程度 口腔内での動態はゆっくりですぐには広がらない 舌の上でまとめやすい ストローで吸うのは抵抗がある	明らかにとろみが付いていて，まとまりがよい 送り込むのに力が必要 スプーンで「eat」するという表現が適切なとろみの程度 ストローで吸うことは困難
性状の説明 （見たとき）	スプーンを傾けるとすっと流れ落ちる フォークの歯の間から素早く流れ落ちる カップを傾け，流れ出た後には，うっすらと跡が残る程度の付着	スプーンを傾けるととろとろと流れる フォークの歯の間からゆっくりと流れ落ちる カップを傾け，流れ出た後には，全体にコーティングしたように付着	スプーンを傾けても，形状がある程度保たれ，流れにくい フォークの歯の間から流れ出ない カップを傾けても流れ出ない （ゆっくりと塊となって落ちる）
粘度（mPa・s）	50〜150	150〜300	300〜500
LST値（mm）	36〜43	32〜36	30〜32

学会分類2013は，概説・総論，学会分類2013（食事），学会分類2013（とろみ）から成り，それぞれの分類には早見表を作成した．
本表は学会分類2013（とろみ）の早見表である．本表を使用するにあたっては必ず「嚥下調整食学会分類2013」の本文を熟読されたい．
粘度：コーンプレート型回転粘度計を用い，測定温度20℃，ずり速度50 s^{-1}における1分後の粘度測定結果．
LST値：ラインスプレッドテスト用プラスチック測定板を用いて内径30 mmの金属製リングに試料を20 mL注入し，30秒後にリングを持ち上げ，30秒後に試料の広がり距離を6点測定し，その平均値をLST値とする．
注1．LST値と粘度は完全には相関しない．そのため，とくに境界値付近においては注意が必要である．
注2．ニュートン流体ではLST値が高く出る傾向があるため注意が必要である．

コード3（嚥下調整食3）

「形はあるが，歯や補綴物がなくても押しつぶしが可能で，食塊形成が容易であり，口腔内操作時に多量の離水がなく，一定の凝集性があって咽頭通過時のばらけやすさがないもの．やわらか食，ソフト食などといわれていることが多い．

対象としては，舌と口蓋間の押しつぶしが可能で，つぶしたものをふたたびある程度まとめ（食塊形成），送り込むことができる（舌による搬送）能力のある状態で，嚥下機能についてもコード2よりもさらに，誤嚥せず嚥下できる物性の幅が広い状態の者を想定している．

咀嚼に関連する能力では舌と口蓋間の押しつぶし能力以上が求められるが，高い咀嚼能力を有していても，嚥下障害のためにコード3の嚥下調整食が必要な症例はある．

コード1j，2までは，肉や野菜などの固形材料については，いったんミキサーに

表3 とろみのイメージと市販食品例

段階	薄いとろみ	中間のとろみ	濃いとろみ
食品例	生クリーム 不二家®ネクター ポタージュスープ	コーヒーシロップ オイスターソース	チチヤスヨーグルト®

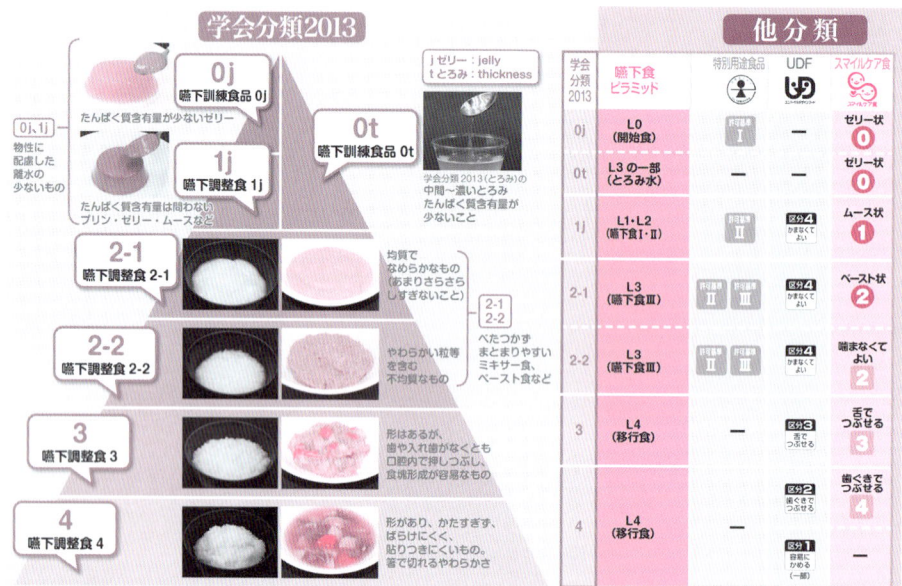

図1 学会分類2013の各コードの形態およびほかの基準との互換表
（ヘルシーネットワーク製品カタログ2016年10月〜2017年3月号より引用）

かけたりすりつぶしたりしてから再成型したものを想定しているが，コード3では，粉砕再成型と均一さは必須ではない．条件を満たしていれば，つなぎを工夫したやわらかいハンバーグの煮込みや，あんかけをしただいこんや瓜のやわらかい煮物，やわらかく仕上げた卵料理など，一般の料理でも素材の選択や調理方法に配慮されたものが含まれる．

かたさなどの物性は，コード1j，2よりも幅が広い．ゼリーであってもかたさがあれば，コード1jではなくコード3となる．

市販の肉・魚や野菜類をさまざまな技術を用いて軟化させた製品の多くも，この段階に含まれる．

主食の例としては，水分がサラサラの液体でないように配慮した三分粥，五分粥，全粥などである」（下線は筆者）

コード4（嚥下調整食4）

「誤嚥や窒息のリスクのある嚥下機能および咀嚼機能の軽度低下のある人を想定して，素材と調理方法を選択した嚥下調整食である．かたすぎず，ばらけにくく，貼りつきにくいもので，箸やスプーンで切れるやわらかさをもつ．咀嚼に関する能力のうち歯や補綴物の存在は必須ではないが，上下の歯槽堤間の押しつぶし能力以上は必要で，舌と口蓋間での押しつぶしだけでは困難である．

一方，流動性が高いために，コード2に含まれないようなもの（とろみが付いていてもゆるく，drinkするもの）もコード4に該当する．

主食の例としては，全粥や軟飯などである．

しばしば，軟菜食，移行食と呼ばれるようなものがここに含まれる．素材に配慮された和洋中の煮込み料理，卵料理など，一般食でもこの段階に入るものも多数ある．

標準的な，要介護高齢者や消化器疾患（およびその術後）などの人への食事配慮とかなり共通する内容であるが，歯や補綴物がない場合や消化だけではなく，誤嚥や窒息にとくに配慮した内容である必要がある．対象者に適した食事の提供をすることが業務として通常行われている病院・施設では，標準的に対応すべき範囲の内容である」

2．おわりに―コード3およびコード4の理解のために

コード3とコード4はいずれも形を有する食品であり，病院間での解釈の差が生じることも考えられる．そこで，「6．学会分類2013（食事）コード3とコード4の客観的分類方法」に記載した方法，つまり300名ほどの官能評価をもとにその評価結果が反映できる客観的な評価方法を作成し，その方法に従い複数の病院のレシピを評価した．実際，病院ではコード3と認識されていたものが，この評価方法ではコード4であったり，また，その逆にコード4と認識されていたものがコード3であったレシピもいくつかあった．

2016（平成28）年4月から，外来・入院・在宅患者訪問栄養食事指導においてがん，摂食・嚥下機能低下，低栄養の患者に対して医療保険で指導料が算定可能となった．その際に，摂食嚥下機能の低下した患者とは，「医師が硬さ，付着性，凝集

性に配慮した嚥下調整食（日本摂食嚥下リハビリテーション学会の分類に基づく）に相当する食事を要すると判断した患者」と記載されている．各病院でコード3およびコード4について十分に理解し，それに適応した食事を提供することにより，地域連携が進むものと期待される．

参考文献

1) 日本摂食嚥下リハビリテーション学会医療検討委員会嚥下調整食特別委員会：日本摂食嚥下リハビリテーション学会嚥下調整食分類2013．日摂食嚥下リハ会誌 2013；17(3)：255-267．

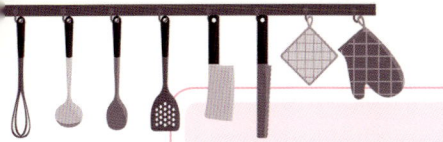

5. 学会分類 2013 をもとにした分類の意義

医療法人社団 輝生会 法人本部栄養部門　桐谷裕美子

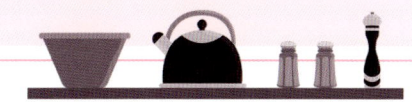

1. 日本摂食嚥下リハビリテーション学会嚥下調整食分類 2013 の概要

　2010 年 4 月に発足した「日本摂食嚥下リハビリテーション学会」の医療検討委員会 嚥下調整食特別委員会は，「嚥下調整食 5 段階」，「嚥下調整食学会基準 2012」を経て，「日本摂食嚥下リハビリテーション学会嚥下調整食分類 2013（以下，学会分類 2013）」を完成させた[1]．嚥下障害のリハビリテーション（以下，リハ）には，基礎訓練だけでなく，食物を用いた摂食訓練が必要であり，そのために食べやすい食品の提供，難易度の異なる段階的な嚥下食が必要である[2]．摂食嚥下障害の認知の高まりに伴い，病院・施設ごとでの嚥下調整食の開発は進んだものの，給食形態が委託か直営か，設備がどの程度そろっているか，調理スタッフの能力や人員により，形態も名称もバラバラであるという現状があった．急性期病院から回復期リハ病棟，回復期リハ病棟から在宅または施設へといった連携が重要になる昨今，どんな食事を食べているのか，その名称が不統一なことでの患者，施設間，職種間の不利益が生じていた．こうした状況を背景に，「共通言語」としての「学会分類 2013」が創設された．

　「学会分類 2013」は，各段階の名称については，「ミキサー食」などの食種名ではなく，コード 0～4 で示している．また，各段階の規定には，臨床現場での活用を考慮し，あえて物性値は表記せず，コード 3 であれば「舌と口蓋で押しつぶしが可能なもの」という日本語表記をしているのが特徴である．

2. 臨床現場での活用例

　たとえば当院では嚥下調整食は 4 段階あるが，1 つの段階が 1 つのコードの料理のみで構成されてはおらず，2～3 つのコードをまたいで 6 品の料理が構成されている（図 1～3）．サマリーに記載する際は，主食と主菜に分けてコードを記載している．つまり，副菜はいくつかのコードがまたがっているが，いちばん難易度が高

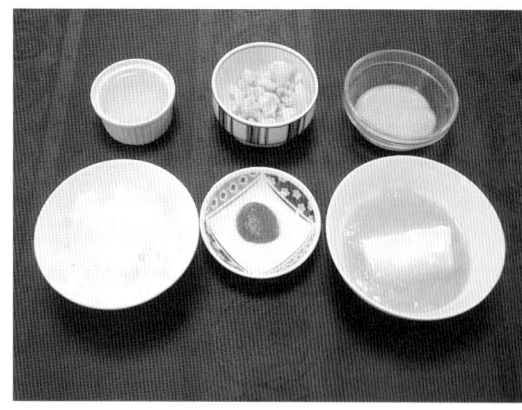

図1　嚥下調整食2
鶏肉の煮物ゆず風味：コード2-2
さといものあんかけ：コード2-1
ほうれんそうのお浸し：コード2-1
りんごゼリー：コード0j

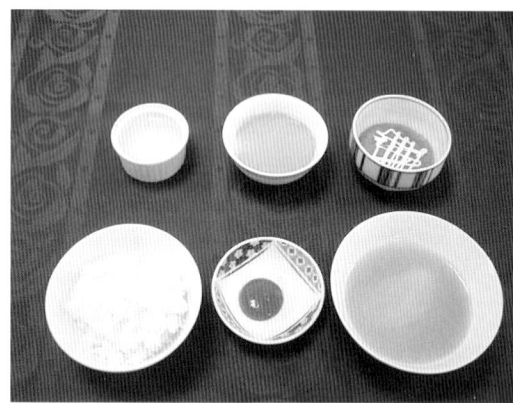

図2　嚥下調整食3
豆腐のピーナッツソース：コード3
カリフラワードレッシングあえ：コード3
黄桃：コード2-1
白ワインゼリー：コード0j

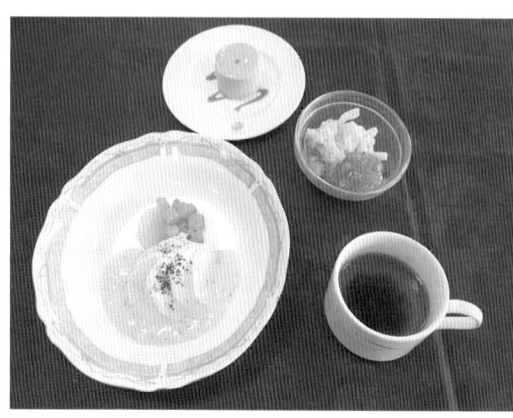

図3　やわらか食
真鯛と帆立のポワレ：コード4
※真鯛の付け合わせのにんじんもコード4の仕上げ
パスタサラダ：コード4
コンソメスープ（あおさ）：対象者に合わせたとろみ付け
マロンムース：コード1j

い主菜のコードを申し送りしている．

　どのコードに当てはまるか迷うのが，きざみ食にあんをかけた料理であろう．これはきざんであるもののかたさによりコードが異なる[3]．たとえば1〜5mmにきざんだ葉物野菜にあんをかけた料理は，火の通し方，あんの濃さ・量によりコード

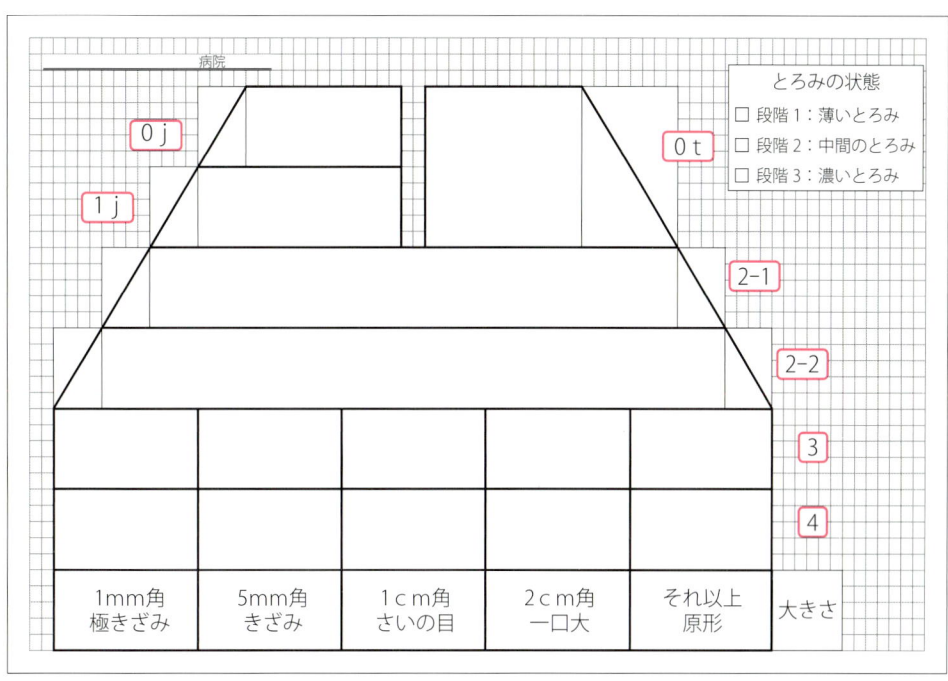

図4　食材の大きさで分類するための表　　　　　　　　　　（千葉県脳卒中連携の会）

3か4かに分かれる．どちらをめざして作るか，その調理手順を明確にし，施設内で標準化しておく必要がある．「きざみ＋あん」料理は，食材にかけるあんが薄く，量が少ない場合，口腔内で食材が広がってしまうため，これはコード3，4どちらにも当てはまらないので注意が必要である．

「千葉県共用脳卒中連携パス」（Chiba Alliance Medical Path-Stroke：CAMP-S）で活用している「栄養シート」では，病院の実態に合わせてコード3，4をさらに食材の大きさで分類する方法をとっている．嚥下調整食を提供している場合，「学会分類2013」に該当するコードに○をつける．コード3，4の場合，きざみ＋あんで提供している病院が多いため，きざみの大きさも示せるように，欄を作った．この情報に，身体計測値，食事内容，留意点を管理栄養士が記載し，急性期→回復期，回復期→施設・病院へサマリーを送っている（図4）．

3. コード3およびコード4の違いを料理で表現できているか

「学会分類2013」ができたことで，臨床現場では2つの大きな変化が起きたと感じる．それは，①自施設の分類・段階が「学会分類2013」のどこに該当するのかを多職種で検討するようになったことと，②施設間申し送りの際のコード付記，であ

る．①で自施設の現状がわかると，自施設に入院する患者の特性に応じて，どこのコードを充実させるべきか，または不足しているかの課題がみえてくる．全コードがそろっている必要はない．しかし，一方で食形態が文章により表現されているため，そのとらえ方が個々で異なることが問題となる．それゆえ，同じ料理がコード3と考える人，コード4と考える人が生じてしまうこともある．

また，コード3とコード4の違いである「かたさ」が，適切に判断され料理に反映されているかについても，まだ現場では迷いがあるように感じられる．コード3は，簡単には舌と口蓋の上下運動でつぶせるかたさであり，コード4は，コード3に加えて回旋運動も加わると考える．このような料理をどう作るのかも悩むところであり，その疑問に答えるのが，本書後半に掲載の「嚥下調整食レシピ集105」である．

参考文献

1) 日本摂食嚥下リハビリテーション学会医療検討委員会嚥下調整食特別委員会：日本摂食嚥下リハビリテーション学会分類2013．日摂食嚥下リハ会誌 2013；17(3), 255-267.
2) 藤島一郎：嚥下調整食学会分類2013 開発の経緯と特集にあたって．臨床栄養 2014；124(5)：532-533.
3) 小城明子：嚥下調整食学会分類2013 食事について．臨床栄養 2004；124(5), 539-543.

6. 学会分類 2013（食事）コード 3 および コード 4 の客観的分類方法

医療法人社団 朋和会 西広島リハビリテーション病院栄養課　角谷　翔
県立広島大学人間文化学部健康科学科　栢下　淳

1. はじめに

　「日本摂食嚥下リハビリテーション学会」より示された「嚥下調整食学会分類 2013（食事）」（以下，学会分類 2013）は，コード 0 からコード 4 まで，各コードの特徴が詳細に明記されている．コード 3 は「舌と口蓋間で押しつぶしが可能なもの」，コード 4 は「舌と口蓋間で押しつぶすことが困難で，上下の歯槽堤間で押しつぶすあるいはすりつぶすことが必要である」，とされている．また，既存の嚥下食の段階表として日本介護食品協議会のユニバーサルデザインフード（UDF），嚥下食ピラミッド等との対応も示されている．

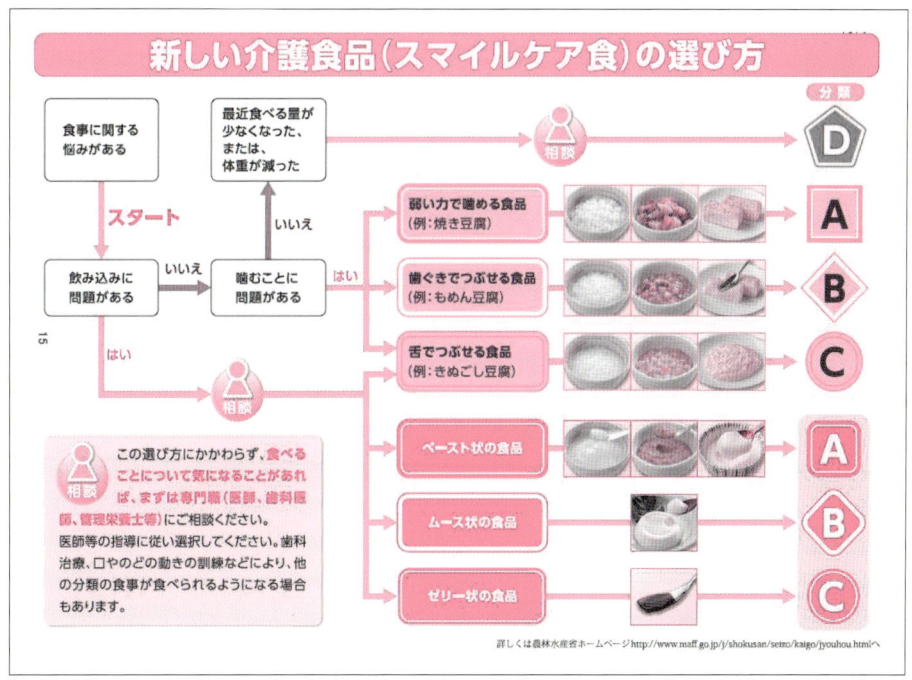

図 1　スマイルケア食の選び方（官能評価時の様式，現在は P.22 の図 1 の様式に変更）

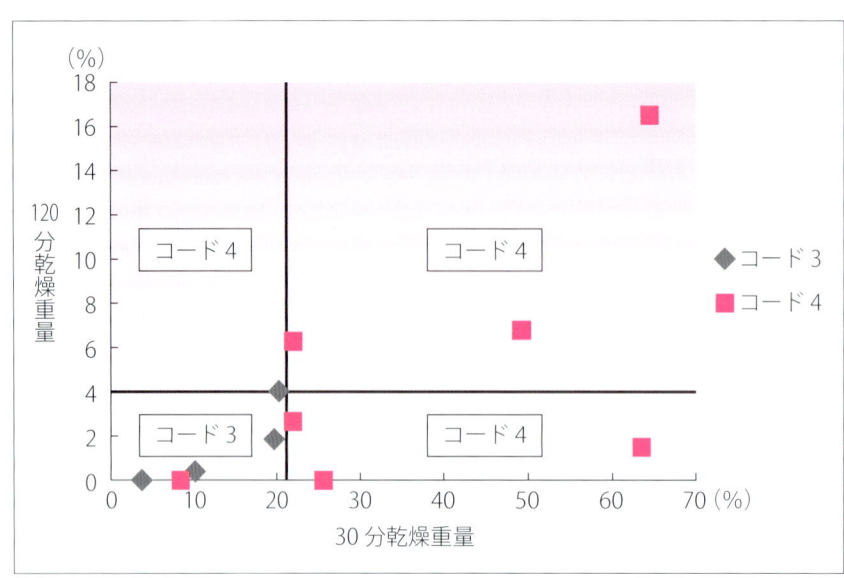

図2 官能評価で用いた試料の物性

表1 学会分類2013とスマイルケア食の互換表

学会分類2013	スマイルケア食
コード3	舌でつぶせる食品　C
コード4	歯ぐきでつぶせる食品　B 弱い力で噛める食品　A

　コード3とコード4を客観的に評価するため,「第16回アジア静脈経腸栄養学会学術大会」(PENSA)(2015年7月24〜26日)にて,医療関係者320人を対象に,市販食品14品の官能評価を行い,「スマイルケア食の選び方」(図1)のどの段階かを評価していただいた.その結果,コード3(黄色C)に該当した製品が6品,コード4(黄色A,B)に該当した製品が8品であった(表1).次にこれらの製品を用いて客観的にコード3と4を分類する方法を検討した.その結果,市販食品を目開き1.00 mmのふるいに残る重量が,60℃ 30分乾燥重量(%)で21%,60℃ 120分乾燥重量(%)で4.1%を境としてコード3と4を区別すると,85%・(12/14)の精度で分別することができた(図2).この方法を用い,回復期リハ病院で提供している食事の物性解析を行い,本書後半の「嚥下調整食レシピ集105」を作成した.

2. 物性の測定方法

　「学会分類2013」(食事)のコード3とコード4を客観的に評価するため,官能

① 小さじスプーン 1 杯程度（約 5 g）の試料を腰高シャーレのふたの内側部分に乗せ，シャーレの本体には重り約 2 kg を入れる．

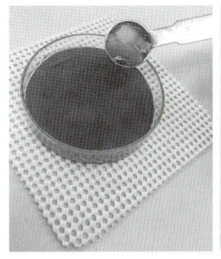

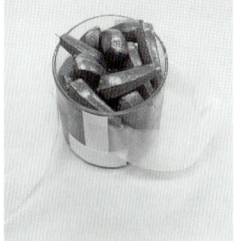

② シャーレの本体を試料の上に乗せ，半回転操作を 10 回行う（5 回転）．

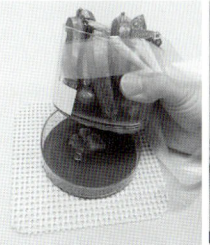

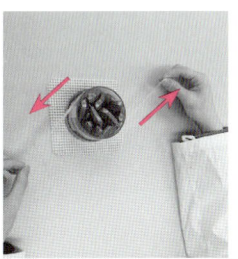

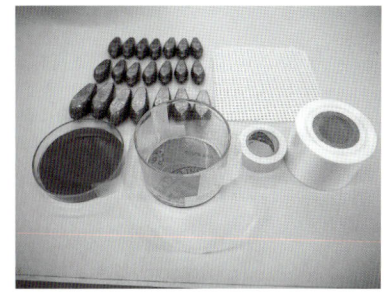

用意するもの
・腰高シャーレ 90×60 mm
・耐水研磨紙 P600
・釣り具用オモリ（ナス型）75 g, 150 g
・すべり止めマット
・ビニールテープ
・スズランテープ

③ 半回転操作 5 回目に広がった試料をスプーンで中央に戻す．

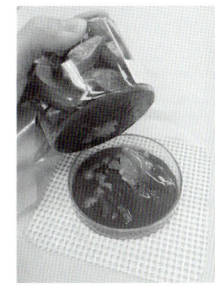

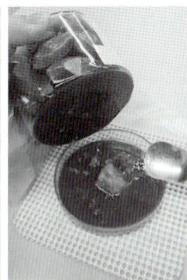

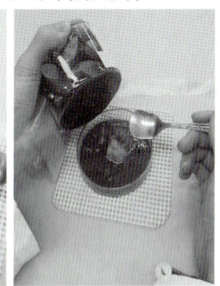

④ つぶし終えた試料を目開き 1.00 mm のステンレスふるいを用い，水中ですすぎ（④-1, 2），側面の水分を拭き取り（④-3），恒温槽にて乾燥させる（④-4，温度：60℃，乾燥時間：30 分および 120 分）．乾燥重量を計量し（④-5），以下の式にて乾燥重量（％）を算出する．

乾燥重量（％）＝ 30 分または 120 分乾燥重量（g）／試料重量（g）×100

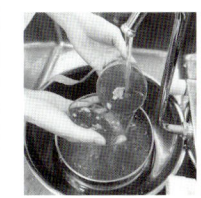

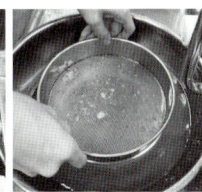

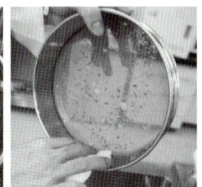

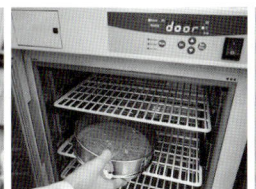

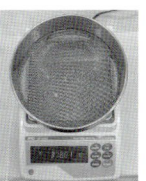

④-1　　④-2　　④-3　　④-4　　④-5

図 3　物性の測定方法

表2　物性測定結果

製品名	販売元	官能試験結果	30分乾燥重量（%） 120分乾燥重量（%）	物性測定結果
切干大根煮	堂本食品	コード4	63.5 1.5	コード4
切昆布大豆	堂本食品		64.4 16.5	
すき焼き	マルハニチロ		21.9 2.7	
ふきの煮物	堂本食品		25.6 0.0	
金平ごぼう	堂本食品		49.2 6.8	
牛肉の赤ワイン煮	アサヒグループ食品		22.0 6.3	
牛ごぼうしぐれ煮	キユーピー		8.5 0.0	
肉じゃが	キユーピー		8.1 0.0	
親子煮	ハウス食品	コード3	14.4 1.7	コード3
ふぐ雑炊	アサヒグループ食品		13.8 1.6	
おじや鶏ごぼう	キユーピー		20.3 4.1	
チキンクリームシチュー	明治		19.8 1.9	
白身魚の雑炊	明治		10.0 0.4	
エビ雑炊	キユーピー		3.7 0.0	

本結果より，60℃30分乾燥重量で21%，60℃120分乾燥重量で4.1%分別すると，85%の精度で分別できることがわかった．

　評価で使用した市販食品14品を用いた分類の手順を図3に示す．
　表2に，14種類の市販食品の物性測定結果を示した．
　「牛ごぼうしぐれ煮」と「肉じゃが」が官能試験ではコード4であったが，今回の測定結果ではコード3となったのは次のように考えられる．
　「肉じゃが」では牛肉が，「牛ごぼうしぐれ煮」ではしょうが，ごぼう，たけのこがかたいため官能試験ではコード4と判断されたと考えられる．このかたい食材はいずれも小さいものである．本測定方法は食品を紙やすりを用いてすりつぶし，ふるいでこした後，残渣の重量を測定した．
　この分別方法については，種々の検討を行い，本書の製作時点ではもっとも精度

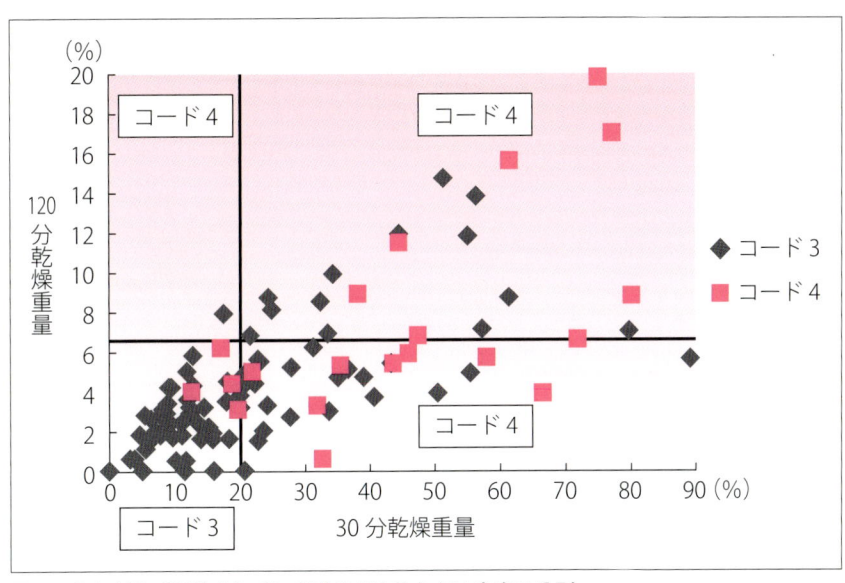

図4 21病院で提供されている形のある軟らかい食事の分別

の高い（85%）方法である．しかし，「牛ごぼうしぐれ煮」と「肉じゃが」のように小さいかたいものがある食品でも判別できるように，さらに精度の高い分別方法を検討している．

　この方法を用いて，21病院で提供されている形のあるやわらかい食事をコード3とコード4に分類したところ，図4のようになった．プロットで示しているのは院内の基準，図中にコード3，コード4と記載しているのは今回の方法で分別したものである．この図からわかるのは，院内でコード3と判断され提供されている料理のいくつかはコード4に相当し，逆に院内コード4とされている料理のいくつかはコード3に相当すると考えられ，つまり患者の咀嚼嚥下機能と料理の物性が合致していないものを提供している可能性がある．そこで，先述の分別方法を用い回復期リハ病棟で提供している形のある嚥下調整食を分別し，その結果を本書後半の「嚥下調整食レシピ集105」にまとめた．

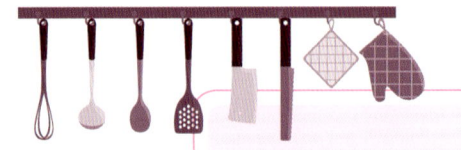

7. コード3およびコード4の適応となる対象者

医療法人社団 保健会 東京湾岸リハビリテーション病院栄養科　中込弘美

1. はじめに

　回復期リハビリテーション（以下，回復期リハ）病棟では，摂食嚥下障害を認める症例が少なくない．摂食嚥下障害は脳卒中，頭部外傷，神経筋疾患などによる運動障害性嚥下障害，食道腫瘍による狭窄・閉塞などにより生じる器質的嚥下障害，神経性食欲不振症などによる機能的嚥下障害に分類される．このうち，運動障害性嚥下障害をきたす脳卒中や頭部外傷は回復期リハ病棟の適応疾患である．そのため，回復期リハ病棟では日常的に嚥下障害患者とかかわり，支援する機会が多い．本稿では，摂食嚥下障害の仕組みと，嚥下調整食コード3，4に対応する症例像について述べる．

2. 摂食嚥下のしくみ

　「学会分類2013」の説明文より，コード3，4の適応となるポイントは以下のようにまとめることができる（表1）．
　表1よりわかることは，コード3とコード4の大きな違いは，押しつぶす力といえる．また，コード4はコード3よりも押しつぶした食物が多少ばらけやすいため，食塊形成と送り込みもコード3より難易度が上がる．
　コード3とコード4の対象者を具体的に選定するために，「摂食嚥下の5期モデル」を知っておくとよい（図1）．これは，摂食嚥下の過程を5段階に分けたものである．

①先行期
　五感をとおして食べ物を認識し，その食べ物に適した食べ方を決める段階．食べ物のかたさや大きさに応じて口の開け方が変わったり，適切な食具を選んだり，食べるペースを考える，といった多くのことが食べる前に決まる．
　この期の問題点は，食事を拒否する，食べ物でないものを食べてしまう，一口量

表 1　コード 3 およびコード 4 の適応となるポイント

	コード 3	コード 4
歯や補綴物	なくても可	なくても可
押しつぶし	可（舌と口蓋間）	上下の歯槽堤間の押しつぶし能力以上 （舌と口蓋間の押しつぶしだけでは不可）
食塊形成	可（コード 3 程度であれば）	可（コード 4 程度であれば）
送り込み	可（コード 3 程度であれば）	可（コード 4 程度であれば）

が多い，ペースが速い，などがあげられる．一口量が多くペースの速い患者に対しては，次々に食べ物を口の中に詰め込んでしまうため，丸飲みしても窒息のリスクが少ない食形態にするか，逆に咀嚼が必要な食形態に変更して咀嚼をすることで摂食ペースを落とすといった対応が考えられる．

②準備期

食べ物を口の中に取り込み，咀嚼して飲み込みやすい形にする段階．咀嚼とは食べ物を細かくしながら唾液と混ぜ合わせて粘りをもたせ，飲み込みやすい形状にまとめあげることである．ここでまとめあげたものを「食塊」という．食塊はあごの上下運動だけでは食べ物が口腔内でばらけてしまい，上手に食塊を形成することが難しい．あごの上下運動に加え，あごの左右の運動，舌の動きで口腔内にばらけた食べ物を 1 つにまとめ食塊形成される．

この期の問題点は，口唇が閉じられず食べこぼしたり，食塊形成に時間がかかり長い間モグモグしていたり，咀嚼によって食塊を形成できず丸飲みしたりすることがあげられる．

③口腔期

食塊を口から喉に送る段階．おもに舌の運動（舌を口蓋にしっかり押し付けて，舌を前方から後上方に動かすことによって喉に送り込む）によって行われる．

この期の問題点は，口腔内に溜め込みなかなか飲み込めない，食塊を咽頭に運びきれず嚥下した後に残渣が残る，口蓋に食べ物が張り付く，水分だけが先に咽頭にたれ込み嚥下前に誤嚥するといったことがあげられる．

④咽頭期

喉に運ばれた食塊をさらに食道へ送るために，「ゴックン」が起きる段階．嚥下反射そのものといってよい．軟口蓋が反射的に収縮（後上方に動いて鼻への入口を塞ぐ）して食塊が鼻に逆流するのを防ぐ．舌骨と甲状軟骨がもちあがって食道が開き，咽頭蓋が倒れて気管が塞がる．舌根部が咽頭後壁に押し付けられ，咽頭も収縮し，これらの力で食道へ食塊を押し出す．一連の動作は約 0.5 秒の間に起こる．

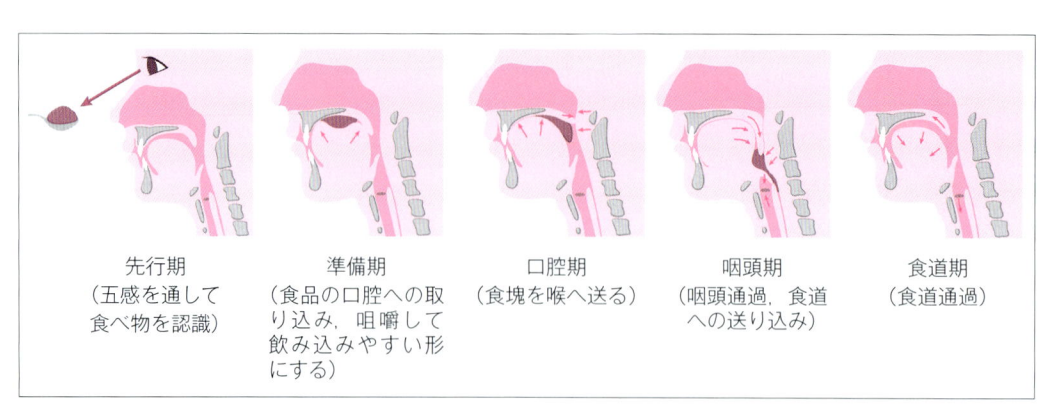

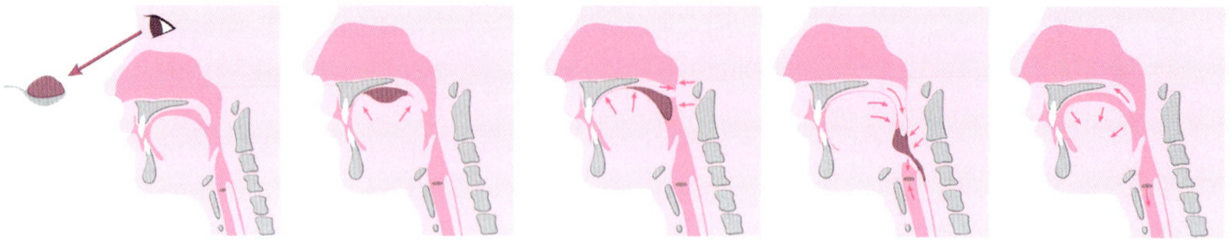

図1 摂食嚥下の5期モデル

先行期（五感を通して食べ物を認識）
準備期（食品の口腔への取り込み，咀嚼して飲み込みやすい形にする）
口腔期（食塊を喉へ送る）
咽頭期（咽頭通過，食道への送り込み）
食道期（食道通過）

(阿部伸一：基本のきほん 摂食嚥下の機能解剖. 医歯薬出版, 2014, p.x-xiii)

このときの問題点は，嚥下反射が遅れる，誤嚥する，咽頭に食べ物が残留する，1回で飲み込みきれず何度も飲み込む，鼻腔や口腔への逆流，食道入口部が開かず食塊が通過しないといった点があげられる．

⑤食道期

食道の蠕動運動（絞り込むように収縮する運動）により食塊を胃まで運ぶ段階．
この期の問題点は，逆流，食道残留である．
これらの段階は分かれているのではなく，実際はすべてが連続して行われている．

3. コード3およびコード4の適応となる対象者

以上のような摂食・嚥下の5期を「学会分類2013」と照らし合わせると，コード3およびコード4の適応となる対象者は，次の通りと考えられる．

コード3は舌と口蓋間の押しつぶしが可能なため，口の動きは上下の動きのみでも食べることができる．したがって，準備期や口腔期の動作に障害がある患者が対象となる．つまり，食塊を形成するために必要なあごの上下，左右の運動や舌の動きに障害があり，食塊を上手に形成できず，食塊を舌の動きにより前方から後方へ送り込むことができない患者が対象である．また，咽頭でばらけず離水がないため，コード2ほどではないが咽頭期の誤嚥のリスクがある患者にも適する．

コード4は，かたすぎず，ばらけにくく，貼り付きにくいもので，箸やスプーンで切れるやわらかさをもつため，準備期や口腔期の動作に障害がある患者が対象となる．コード3同様，あごの上下，左右の運動や舌の動きに障害がある患者となるが，押しつぶしが舌と口蓋間の押しつぶしだけでは不可となるため，コード3の対象者よりあごや舌の動きが良好な患者が対象となる．また，窒息のリスクを避ける

配慮がされているため，先行期の問題で食べ物を口に詰め込んでしまったり準備期の問題により窒息のリスクがある患者も対象となる．

　コード3またはコード4を提供している対象者について，その食形態が適切かどうかを判断するためには，次のようなポイントを観察するとよい．

　まず普段の様子として，流涎がある場合は口唇閉鎖不全や舌の運動不良の問題が考えられる．また，構音障害がある患者は口唇や舌の運動不良が，嗄声（かすれ声）がある患者は声帯閉鎖不全で誤嚥しやすいといった問題がある．鼻声（鼻から息が漏れるような声）がある場合は，軟口蓋麻痺によって口腔内圧があがりにくく，咽頭期で食塊を食道に送り込むことが難しい可能性がある．

　食事中に準備期の問題がないかを観察するポイントは，①開口や閉口がしっかりできるか，②口唇で食物をとらえられるか，③食物を口腔内に保持できているか，④口角からの流出やこぼしがないかどうか，⑤咀嚼運動ができているか（顎の上下および左右への動きがあるか），⑥舌はよく動いているか，⑦口腔内の残渣の形状が咀嚼前と変わっているか，などである．これらのポイントから，食べ物の取り込みや咀嚼による食塊形成，口腔内保持などの問題は見分けられる．

　口腔期の観察ポイントは，①閉口がきちんとできているか，②鼻腔からの食物や水分の漏れはないか，③飲み込もうとして頸や頭を動かしてないか，④口腔内に残渣がないか，といった点があげられる．これらのポイントから，口腔から咽頭への送り込みが十分にできているか，鼻腔や口腔への逆流がないか，口腔内圧が十分に高められるかといった問題を抽出できる．

4．まとめ

　コード3および4の食事は，訓練としてというよりは，栄養確保としての意味合いが強くなる．また，STによる摂食嚥下訓練が終了している患者も増えてくる．一方で，食材の幅が広がったり，不均質な形態も混ざってくることで，コード2よりも，窒息リスクが高まるため，チームでのよりいっそうのリスク管理が重要になる．具体的な食事中の観察ポイントは，次項を参照してほしい．

参考文献
1) 藤島一郎，藤谷順子：嚥下リハビリテーションと口腔ケア．メディカルフレンド社，2006．

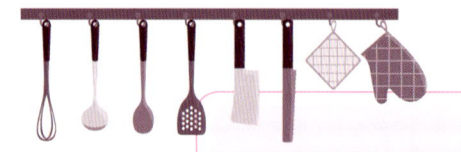

8. 学会分類2013 コード3およびコード4の適応となる対象者のミールラウンドでの留意点

医療法人社団 輝生会 初台リハビリテーション病院栄養部　新谷恵子

1. はじめに

　回復期リハビリテーション（以下，回復期リハ）病棟では，入院中の適した食形態の提供と食形態アップのための支援，退院に向けての食支援の役割がある．とくに，コード3および4では，調理者の手間がかかる．退院後に実施可能な食事支援をするためには，ミールラウンドで，適した食事内容を考える根拠となる情報を得ておきたい．

2. ミールラウンドで何を観察するか

　ミールラウンドの事前準備として，基本的な情報を整理しておく．
　事前情報（表1）として，摂食嚥下障害の要因となった疾患の病態，食事環境，最近の摂取栄養量・水分量や栄養状態等を整理しておく．実際の摂取場面で，摂食嚥下プロセス5期の分類（表2）に沿って食べている場面から，どの過程がどの程度障害されているか確認する．
　コード3および4は，とくに準備期や口腔期の観察ポイントを確認する．さらに，固形の食材を摂取することによる，疲労や摂取時間の延長をみる．時間延長や疲労が強い場合は，摂取量が落ちることや，患者から食べやすい食形態への変更希望が聞かれることがある．1品から食形態を段階的にあげることや食事の量の調整をするなど，個人に合わせて疲労の調整をする．
　摂食嚥下障害患者の栄養面でのリスクとして，つねに低栄養と脱水のリスクがある．回復期リハ病棟では，食形態や食具，介助量などの食事設定が入院中に変化する．自己摂取が開始になると，口に運ぶまでの食べこぼしや，時間がかかることでの残食がみられる．全量摂取のための支援はもちろん行うが，残している料理はたんぱく源なのか野菜なのか，皿の上は空になっていても，食べこぼしがないかなど確認し，摂取栄養量を把握する必要がある．水分摂取は，1日の目標水分量を設定

表1 情報収集

項　目	チェック内容
嚥下障害の原因疾患	
既往歴	
栄養状態	良好・不良（やせ・体重減少・Alb低下・貧血・その他　　　）
主食	ご飯・軟飯・全粥・粥ペースト・その他（　　　　　）
副食	軟菜・ソフト食・嚥下訓練食
補助食品の併用	無・有（商品名：　　　　　　　）
水分とろみ	薄いとろみ・中間のとろみ・濃いとろみ
歯	義歯；無・有（使用・未使用），歯の欠損
最近の摂取栄養量・水分量	摂取エネルギー量（　　　kcal/日）たんぱく質（　　　g/日） 水分量（　　　　　mL/日）
摂取方法	全介助・一部介助・見守り・自立
摂取時の体位	椅子・車椅子・ベッド上　体幹角度（　　　度）
咽頭残留の除去方法	複数回嚥下・横向き嚥下（右・左）・交互嚥下（ゼリー・とろみ水・その他　　　　）
一口量	小スプーン・中スプーン
摂取に要する時間	（　　　　分）

し，目標量が飲めるか，尿量の減少がないか，などを確認し，脱水に注意する．

3. 退院後の食事を考える際に整理しておく情報

　退院後の食事の決定は，摂食嚥下機能だけではなく，家族背景等（表3）も含めて検討し，生活のなかに定着できるように計画をたてることが大切である．調理が可能な場合は，実施可能な範囲で行い，市販食品を利用することも大切となる．
　コード4では使用する食材の種類が増え，1食の献立のなかでも問題なく食べられる食材や咀嚼に時間を要する食材が混在する．コード4の食事を食べる患者のなかでも，機能としてはコード3に近い患者や普通食に近い患者など幅がある．病院の献立では，肉料理ではスライス肉は提供せず，肉団子を使用しやわらかくゆでるなど，個人のレベルではなく，病院の嚥下調整食のコンセプトに合わせて食材の調理方法を整備している．在宅では，個人の機能に合わせて食材を選択し，調理する

表2 摂取中の観察ポイントと対応

	観察ポイント	対応例
先行期	●覚醒が悪い ●食欲の有無 ●注意力が散漫 ●次々と食べ物を口に入れる ●異食行為がある ●座位姿勢が不安定 ●食具をもっても口元まで運べない	●覚醒しているときに摂食する ●嗜好に合う料理の検討 ●食事に集中できる環境を設定 ●一口量の調整，食具の変更 ●手が届く範囲の環境を整理 ●車椅子，机の高さやポジショニングの検討 ●一部介助をする
準備期	（捕食時） ●開口できる ●口の中に取り込める ●食物が口からこぼれる ●一口量が多くないか （咀嚼・食塊形成） ●口が渇いていないか ●義歯が合っているか ●下顎の上下運動のみで回旋運動がないか ●舌はよく動いているか ●咀嚼の時間 ●口腔内の残渣と場所	●食具，介助方法の検討 ●摂取時に角度をつける ●下顎固定と口唇閉鎖介助 ●食前にアイスマッサージ ●口腔の健側に食物を入れる ●摂取時に角度をつける ●咀嚼・食塊形成の機能に応じた食形態に変更
口腔期	●食塊にまとまっているか ●舌で送り込みができる ●食物を口にため込んでいる ●飲み込みに時間がかかる	●摂取時に角度をつける ●食物を奥舌に入れる ●お茶やペースト食やゼリーで交互嚥下 ●口の中に残っていないか確認し次の一口を食べる
咽頭期	●水分でむせる ●食事でむせる ●食後に咳がでる ●喉に食物残留を感じる ●飲み込みにくいと感じる ●嚥下後に声が変わる ●喉がごろごろしている ●痰が増えた	●食事に集中できる環境を設定 ●摂取ペース，一口量の調整 ●摂取時に角度をつける ●交互嚥下 ●複数回嚥下 ●横向き嚥下 ●意識的に咳払いをする
食道期	●胃食道逆流はないか ●食道の通過はスムーズか ●嘔吐することないか	●食事終了時に空嚥下をする ●食後60度以上の座位を保持 ●1回の食事のボリュームの調整

ことが可能となる．ミールラウンドでは，病院の食事のコンセプトを中心に，よりかたいものが咀嚼できるか，ばらける食材で食塊形成ができるか，食材レベルで整理しておくと退院前の調理指導の際に使用できる．肉料理，魚料理，豆・豆製品の料理，卵料理，野菜料理，果物，穀類などそれぞれで，食材の選択，切り方，加熱方法などを整理しておく．市販食品の選び方や調理方法も指導する．

表3 在宅の食事を考える際に考慮するポイント

- 安全な物性
- 食事摂取の介助がいるか
- 食事摂取に要する時間
- 誰か食事の準備をするか
- 調理者の調理スキル
- 経済的な問題
- 家庭での料理の傾向

4. まとめ

　入院中の患者が食べている料理の物性を，もっともよく知っているのは管理栄養士・栄養士である．ミールラウンドでは，食べている料理の形態での，摂食嚥下の機能の評価，覚醒や疲労等の日内変動をみることができる．管理栄養士・栄養士は，ミールラウンドの情報を，食事内容の調整，栄養状態の改善，退院後の食事計画や家族指導等にフル活用してほしい．

参考文献

1) 川西秀徳 監修, 聖隷三方原病院・コア栄養チーム：SEIRI 栄養ケア・マネジメントマニュアル. 医歯薬出版, 2003.
2) 栢下淳編著：嚥下食ピラミッドによるレベル別市販食品 250. 医歯薬出版, p.22-27, 2008.

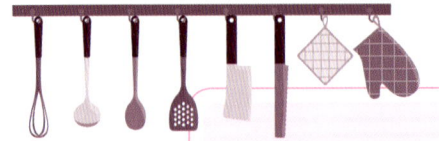

9. 学会分類2013 コード3およびコード4の適応となる対象者の栄養管理上の留意点

一般社団法人 是真会 長崎リハビリテーション病院法人本部口のリハ推進室長／教育研修部／栄養管理室
西岡心大

1. はじめに

本稿では，嚥下調整食コード3および4を摂取する人の栄養代謝上の特性，嚥下障害の原因としてのサルコペニア・低栄養の評価と対策，栄養管理を実施する際に注意すべきポイントを概説する．

2. 嚥下調整食コード3およびコード4の対象疾患の栄養代謝上の特性

種々の疾患・傷害によって摂食嚥下機能に関連する中枢神経の伝達経路が障害されたり，口腔・咽頭・食道に器質的障害が生じると摂食嚥下障害を生じる．このような患者は原疾患や併存疾患によって栄養障害を合併している場合も多いことから，適切な物性の嚥下調整食を提供することと同時に適切な栄養管理を実施する必要がある．回復期リハビリテーション（以下，回復期リハ）病棟の入院対象疾患には脳卒中（脳梗塞，脳出血，くも膜下出血），頭部外傷，脊髄損傷，運動器疾患（大腿骨近位部骨折，腰椎圧迫骨折など），廃用症候群などがあり，それぞれ異なる栄養学的リスクを有している．

脳卒中患者は動脈硬化や肥満の合併率が高く，食事療法を必要とする場合が多い．糖尿病，高血圧症，脂質異常症，肥満いずれも脳卒中のリスク因子として知られており，食事療法が治療の一環として重要な位置を占める[1]．また食塩摂取過剰や野菜，果物の摂取不足，カリウム摂取不足は脳卒中発症リスクと関連している[1]．野菜・果物，鶏肉，魚，全粒穀類，豆類，ナッツ，オリーブ油などを多くとり，牛・豚肉や砂糖類を減らす地中海食は脳卒中発症リスク低下と関連すると報告され，野菜・果物と低脂肪乳製品を多くとり飽和脂肪酸などを減らす Dietary Approaches to Stop Hypertension（DASH）食は降圧効果を示すことから，同様に脳卒中発症を予防することが期待される[1]．嚥下調整食に求められるのはおいしさや安全な物性であ

るが，長期にわたり嚥下調整食を摂取する場合は栄養面での配慮も必要になる．また脳卒中後は麻痺側を中心として骨格筋量が減少し[2]，発症 6 カ月を過ぎると体脂肪が増加する[3]．急性期～回復期にかけては骨格筋量をできるだけ維持・増加させ，回復期～生活期にかけては体脂肪の過剰蓄積を予防することが重要である．十分なエネルギーとたんぱく質（1.0 ～ 1.5 g/kg/ 日）の摂取，集中的リハによって体組成の最適化を図ることが望まれる．

高齢者では骨粗鬆症により大腿骨近位部骨折などの運動器疾患を認めることが多い．これらの患者ではカルシウム，ビタミン D 補給により再骨折を予防できる可能性がある．大腿骨近位部骨折・胸腰椎圧迫骨折後の栄養障害有症率は高く，わが国の回復期リハ病棟入院患者では 49%[4] に栄養リスクが認められる．大腿骨近位部骨折後への栄養サポートは再骨折を含む合併症リスクを約 30% 低下させることが示唆されている[5]．体重減少やるい痩を認める場合，十分なエネルギーとたんぱく質を提供する．カルシウムを 1,200 mg/ 日，ビタミン D を 800 IU/ 日以上摂取すると骨折リスクが低下する可能性がある[6]．カルシウム製剤や活性型ビタミン D 製剤が処方されていない場合は処方の必要性を主治医に確認するか，含有量の多い食品を積極的にとることをすすめたい．

脊髄損傷患者では褥瘡や体脂肪増加による代謝異常が問題となる．回復期における栄養必要量は，四肢麻痺患者でおおよそ 23 kcal/kg/ 日，対麻痺患者で 28 kcal/kg/ 日程度を目安に設定する[7]．

3. 摂食嚥下障害の原因としてのサルコペニアや低栄養

摂食嚥下障害を生じると，必要十分な食物・水分の摂取が困難となり，低栄養・脱水を引き起こすリスクが高まる．一方で近年，サルコペニアによって摂食嚥下障害が生じる可能性（サルコペニアの摂食嚥下障害）が指摘されている[8]．サルコペニアの原因には加齢，活動性低下，疾患，栄養不足があり[9]，とくに栄養不足によるサルコペニアによって摂食嚥下障害が生じている場合，積極的なリハ栄養ケアによって機能改善が期待できる．サルコペニアに対する栄養管理としては**表 1** が推奨されている[10]．十分なエネルギー（通常 25 ～ 35 kcal/kg）とたんぱく質（1.0 ～ 1.5 g/kg）を摂取し，ロイシンを含む分岐鎖アミノ酸を経管または経口で付加することも考慮する．

サルコペニアと同様，低栄養も摂食嚥下障害の原因となる可能性がある．低栄養の原因は栄養摂取不足，急性疾患・外傷，慢性疾患の 3 タイプに分類される[11]．いずれの原因によっても骨格筋が減少するため，嚥下関連筋もまた減少する可能性が

表1　サルコペニアに対する栄養管理の推奨（抜粋）[10]

- バランスのよいたんぱく質とエネルギー補給を多面的治療アプローチの一部として行うことは，サルコペニアの予防・改善に役立つ可能性がある（A）
- 総たんぱく質摂取量は 1～1.5 g/kg/ 日を推奨する（B）
- ロイシンを増量したバランスのよい必須アミノ酸混合物を食事に添加してもよいかもしれない（B）
- クレアチンはサルコペニア患者の運動療法の効果を補強する可能性がある（A）
- すべてのサルコペニア患者で 25-OH- ビタミン D 濃度を測定する必要がある（A）
- 血清ビタミン D 濃度が 100 nmol/L を上回るように，ビタミン D 製剤を補助療法として与えるべきである（A）
- 週あたり 50,000 IU のビタミン D 投与は安全である（A）

（A）少なくとも一つのランダム化プラセボコントロール比較試験またはメタ解析
（B）小規模研究

表2　高齢者の体重減少の原因 "Meals on Wheels"[13]

薬物療法（**M**edications）
うつ状態（**E**motional: depression）
アルコール依存症，晩期拒食症，虐待（**A**lcoholism, **a**norexia tardive, **a**buse）
晩期被害妄想（**L**ate life paranoia）
嚥下障害（**S**wallowing problem）
口腔内の問題（**O**ral problems）
医原性感染症，貧困（**N**osocomial infections, **N**o money: poverty）
徘徊／認知症（**W**andering/ dementia）
甲状腺機能亢進症，高カルシウム血症，副腎機能低下症
（**H**yperthyroidism, **h**ypercalcemia, **h**ypoadrenalism）
吸収障害（**E**nteral problem: malabsorption）
摂食にかかわる問題（**E**ating problems: Tremor）
減塩食・低コレステロール食などの食事制限（**L**ow salt, **l**ow cholesterol diet）
買い物や食事準備の問題，胆石・胆嚢炎（**S**hopping and meal preparation problems, **s**tones: cholecytitis）

ある．また飢餓が生じると身体機能，精神機能が低下し，疲労感が増すことが知られており[12]，食事への意欲低下，食事を継続するための耐久力低下をもたらす．ここでも十分なエネルギーとたんぱく質補給が鍵となる．

　摂食嚥下障害患者にサルコペニアや低栄養を認めた場合，栄養療法を含む多面的アプローチを行うことで，より早期に経口摂取を獲得できるようになったり，より普通食に近い形態を摂取できたりする可能性が高まる．「現在の摂食嚥下機能にあわせた食形態の提供」だけでなく「現在の摂食嚥下機能をより改善させるための栄養ケアの提供」を忘れないようにしたい．

　食べる意欲を喪失させる低栄養を予防するためには，体重減少の原因分析が肝要となる．高齢者における治療可能な体重減少の原因をまとめたものとして "Meals on Wheels"が知られている（表2）[13]. "Meals on Wheels"の要素の多くは食事摂取量減少と結びついているが，甲状腺機能亢進症のようにエネルギー消費量を亢進させる病態や，消化吸収不良のように食事摂取は良好でも有効利用されないケースもある．食事摂取量のみでなく，血糖値，血中尿素窒素，血清脂質，下痢や脂肪便の有無など消化・吸収・代謝のアセスメントも重要である．

4. 摂食嚥下機能に応じた栄養管理――経管栄養から嚥下調整食への移行期

　経管栄養から経口摂取に移行する際は，経管栄養を併用しながら徐々に移行するか，経管栄養を中止し経口摂取に切り替えるかのどちらかが選択される．経管栄養法としては経鼻胃管，胃瘻，腸瘻，食道瘻，間歇的経口食道経管栄養法（Intermittent Oro-Esophageal tube feeding：IOE法）などがあり，どの方法から移行するかによって注意すべきポイントは異なる．

　経鼻胃管から経口摂取に移行する場合，挿入されている栄養チューブが嚥下運動を阻害することを念頭に置く必要がある．高齢者において経鼻胃管留置は気管への液体流入，咽頭残留を増やし，咽頭通過を延長させることが報告されている[14]．経鼻胃管から経口摂取に移行する場合，チューブを抜去し完全経口摂取に移行できれば問題ないが，経口・経管併用が必要な場合は，①可能な限り細径のチューブ（6～8 Fr）を選択すること，②咽頭部をクロスするようにチューブを挿入すると，喉頭蓋の動きを阻害してしまうため，咽頭から食道までチューブが真っ直ぐ通過していることを確認すること，などに留意する．胃瘻，腸瘻はそれ自体が嚥下運動を妨げることはないため，経口摂取で十分な栄養摂取量が確保できない場合は，瘻孔からの栄養投与によって補う．食道瘻は胃切除後の患者など何らかの理由で胃瘻が造設できない症例が適応となり，通常チューブ先端は胃内に留置される．食道瘻も経口摂取への影響は少ないと考えられ，胃瘻，腸瘻と同様の管理とする．

　IOE法は経口的に挿入した栄養チューブを食道に留置し，投与後にチューブを抜去する方法である[15]．チューブを嚥下する動作が嚥下訓練の一環となること，投与後にはチューブフリーの状態となり嚥下運動を妨げないことから，摂食嚥下リハ領域で用いられることが多い．経口摂取移行期における補助的な経管栄養法として有用である．表3にIOE法を用いた経管栄養から経口摂取への移行プランの例を示す．経管・経口の併用はすべての患者で必須というわけでなく，症例によっては経口摂取をはじめてすぐに完全経口摂取へと移行できる場合もある．経口摂取移行プランは栄養状態を含めた機能予後予測にもとづき，多職種で協議したうえで作成するこ

表3 IOE法を用いた移行プラン（例）

STEP	経管栄養	経口摂取	合計	リハ内容（例）
STEP 1	水（400）×3（毎） テルミール®2.0 α （300）×1（朝） （200）×2（昼夕）	エンゲリード®ミニ×1	1,400 kcal たんぱく質 50 g 水分 1,690 mL	口腔衛生改善 口腔機能向上 直接的嚥下訓練 起居・移乗・立位
STEP 2	水（400）×2（朝夕） アイソカル®2 K （300）×2（朝夕）	昼のみ嚥下食4* （400 kcal，たんぱく質 18 g 相当）	1,600 kcal** たんぱく質 54 g 水分 1,690 mL	口腔衛生改善 口腔機能向上 直接的嚥下訓練 歩行練習（平行棒内）
STEP 3	OFF	毎食嚥下食4*	1,630 kcal たんぱく質 55 g 水分 1,690 mL	口腔衛生改善 口腔機能向上 歩行練習（病棟内） ADL訓練
STEP 4	OFF	軟菜食	1,800 kcal*** たんぱく質 60 g	口腔衛生改善 口腔機能向上 歩行練習（病棟内・屋外） ADL訓練

*日本摂食嚥下リハ学会嚥下食基準2013 コード4相当
**活動量が増加するため提供エネルギーを増加（活動係数 1.4 相当）
***活動量が増加するため提供エネルギーを増加（活動係数 1.5 相当）

とが望ましい．

5. 摂食嚥下機能に応じた栄養管理——嚥下調整食

完全経口摂取に移行した後も栄養不良のリスクは存在する．とくに嚥下調整食摂食者は注意を要する．普通食を摂取している患者と比べて嚥下調整食を食べている患者は摂取エネルギー，たんぱく質ともに少なく，その差は約 500 kcal，たんぱく質 20 g にも相当する[16]．安全な物性であることは嚥下調整食の要件として重要だが，それに加えて見た目・味がよいこと，十分な栄養価を含むことにも注意を払いたい．嚥下調整食摂取者はつねに栄養不良リスクがあることを管理栄養士は十分に認識し，きめ細かく摂取量をモニタリングすることを忘れてはならない．

嚥下調整食とともに，とろみ水もよく用いられる．不要にとろみ水を継続すると，飲水意欲が減退して水分摂取不足に陥るリスクがあるため[17]，とろみつけの必要性を定期的に評価し，脱水リスクが高い患者は飲水量を計測するなどのリスク管理が必要となる．

6. まとめ

　摂食嚥下障害患者は原疾患や併存疾患により栄養リスクを有することが多い．また摂食嚥下障害そのものが低栄養・サルコペニアによって増悪する可能性がある．現在ある機能に合わせた食事提供も重要だが，栄養ケアによってより機能向上が図れないかを考える視点を忘れないようにしたい．

参考文献

1) Meschia JF, Bushnell C, Boden-Albala B, et al: Guidelines for the Primary Prevention of Stroke : A Guideline for Healthcare Professionals From the American Heart Association/American Stroke Association. Stroke 2014; 45(12): 3754-3832.
2) English C, McLennan H, Thoirs K, et al: Loss of skeletal muscle mass after stroke:a systematic review. Int J Stroke. 2010; 5(5): 395-402.
3) English C, Thoirs K, Coates A, et al: Changes in fat mass in stroke survivors : a systematic review. Int J Stroke. 2012; 7(6): 491-498.
4) 西岡心大, 髙山仁子, 渡邉美鈴ほか：本邦回復期リハビリテーション病棟入棟患者における栄養障害の実態と高齢脳卒中患者における転帰, ADL 帰結との関連. 日本静脈経腸栄養学会雑誌 2015；30(5)：1145-1151.
5) Avenell A, Handoll H: Nutritional supplementation for hip fracture aftercare in older people (Review). Cochrane Datebase of Systematic Reviews, 1, CD001880, 2010.
6) Tang BM, Eslick GD, Nowson C, et al: Use of calcium or calcium in combination with vitamin D supplementation to prevent fractures and bone loss in people aged 50 years and older : a meta-analysis. Lancet 2007; 370(9588), 657-666.
7) The Academy of Nutrition and Dietetics: Evidence based library. Spinal cord injury. (http://www.andeal.org/topic.cfm?menu=5292&cat=3486 : access on May 22, 2016)
8) Wakabayashi H: Presbyphagia and sarcopenic dysphagia:association between aging, sarcopenia , and deglutition disorders. J frailty aging 2014; 3(2), 97-103.
9) Cruz-Jentoft AJ, Baeyens JP, Bauer JM, et al: Sarcopenia : European consensus on definition and diagnosis : Report of the European Working Group on Sarcopenia in Older People. Age Ageing 2010; 39(4), 412-423.
10) Morley JE, Argiles JM, Evans WJ, et al: Nutritional recommendations for the management of sarcopenia. J Am Med Dir Assoc 2010; 11(6), 391-396.
11) Jensen GL, Mirtallo J, Compher C, et al: Adult starvation and disease-related malnutrition : A proposal for etiology-based diagnosis in the clinical practice setting from the international consensus guideline committee. J Parenter Enter Nutr 2010; 34(2), 156-159.
12) Kalm LM, Semba RD: They starved so that others be better fed : remembering Ancel Keys and the Minnesota experiment. J Nutr 2005; 135(6), 1347-1352.
13) Morley JE: Undernutrition in older adults. Fam Pract 2012; 29 Suppl 1, i89-i93.
14) Pryor LN, Ward EC, Cornwell PL, et al: Impact of nasogastric tubes on swallowing physiology in older, healthy subjects : A randomized controlled crossover trial. Clin Nutr 2015; 34(4), 572-578.
15) Nakajima M, Kimura K, Inatomi Y, et al: Intermittent oro-esophageal tube feeding in acute stroke patients a pilot study. Acta Neurol Scand 2006; 113(1), 36-39.
16) Wright L, Cotter D, Hickson M, Frost G: Comparison of energy and protein intakes of older peaple consuming a texture modified diet with a normal hospital diet. J Hum Nutr Diet 2005; 18(3): 213-219.
17) McGrail A, Kelchner L: Barriers to oral fluid intake : beyond thickened liquids. J Neurosci Nurs 2015; 47(1), 58-63.

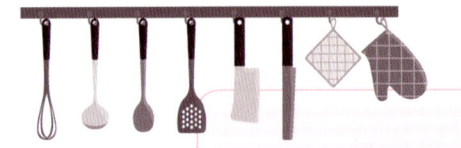

10. 在宅生活での応用

医療法人社団 朋和会 西広島リハビリテーション病院栄養課　影山典子

　食事は生きていくうえで必要不可欠であり，健康を維持していくうえでも重要な役割を担っている．しかし，摂食・嚥下障害がある患者・家族にとって退院後の食事は大きな課題である．患者と家族が少しでも不安を解消して退院できるよう支援していく必要がある．

　そのためには，早期から退院後の生活をイメージし，食事内容（形態・量・補助食品の使用など）を調整することが重要となる．

1. 在宅での生活をチームで考える

　食事は，食形態のみではなく，全身状態や環境が重要になる．患者・家族を支援していくためには「国際生活分類」（ICF）（図1）を活用し，多職種で現状・退院後の状態を話し合い，検討することで，問題点をより多面的に理解することが可能と

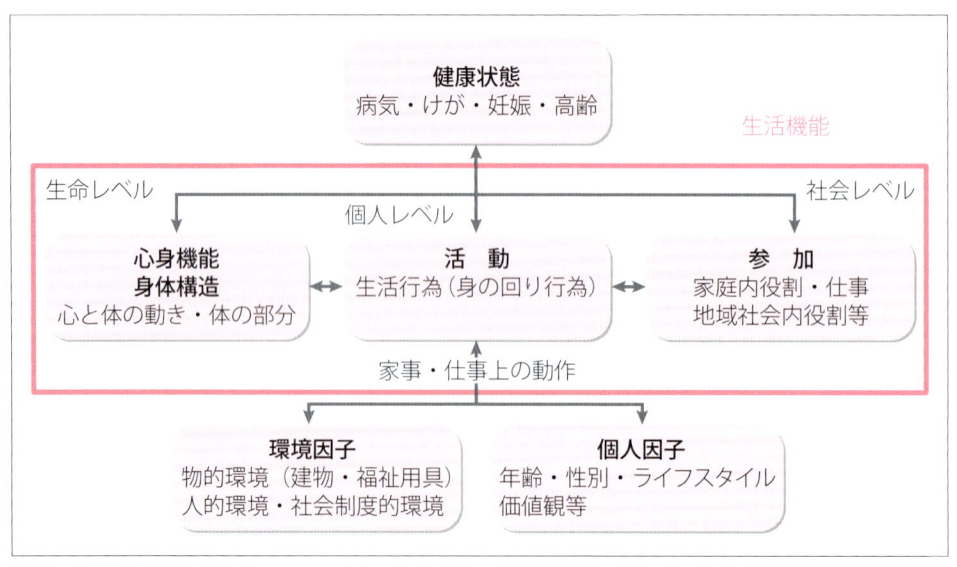

図1　国際生活分類（ICF）

る．そのうえで，退院後の食事について指導を行うことが大切となる．

指導の役割分担は以下のとおりである．

医師：全身管理・治療方針・食事内容の決定
看護師：全身管理・内服管理・在宅での介助方法
介護福祉士：日常生活のケア（食事・着替え・入浴・排泄）
理学療法士：筋力の状態・食事での姿勢
作業療法士：食事での姿勢・自助具の選定
言語聴覚士：咀嚼・嚥下状態の把握
薬剤師：内服管理
ソーシャルワーカー：社会資源の活用・情報提供
臨床心理士：メンタルケア
歯科衛生士：口腔ケア・義歯調整のアドバイス
管理栄養士：栄養状態の管理・咀嚼・嚥下状態に応じた食事の指導

2．家族へのケア

退院後の生活のなかで，患者を支えるのは家族である．患者が在宅での生活を望んでいても，家族が不安を感じている限り在宅での生活は難しくなる．管理栄養士は家族の負担をいかに軽減できるかを考えなければならない．そのためには，介護者の環境や能力を確認する必要がある．

たとえば，主介護者が夫の場合，
・調理経験や調理能力はどのくらいあるのか
・介護者が仕事をもっているのか，介護に専念できるのか
・経済的な問題はないのか
・嚥下調整食向きの食材などを取り扱うスーパーなどがあるのか
・嚥下調整食の配食サービスが受けられる環境にあるのか

などの情報に基づき，環境や能力に合った提案が大切である．

また，在宅生活をはじめると誰に相談すればよいのかわからないことが多い．この場合，入院している病院のスタッフや退院後に利用する地域の医療機関および施設などに気軽に相談できる関係をつくっておけば不安も軽減される．入院中から相談窓口を明確にし，安心して退院できる環境をつくることも大切である．

3. 在宅での食事

　食事は，1日3食・毎日欠かさず行うことである．ましてや咀嚼・嚥下障害のある患者の食事をつくるということは家族にとって大きな負担となるため，患者・家族の生活習慣を聞き，無理なく継続できる食事づくりを提案することが必要である．

①患者の状態を理解する
　患者個々によって嚥下機能障害の程度はさまざまである．介護者に適切な食形態を理解してもらい，嚥下機能に合った食材・調理方法を提案する．

②家族と同じ食事からの展開
　すべての嚥下調整食を一から作ることは大きな負担になる．家族と同じ食事から嚥下調整食へ展開させる．

　たとえば，かぼちゃの煮物の場合，咀嚼が難しくむせがある場合は，家族の食事よりもやわらかく炊き，皮を取り，煮汁にとろみをつける．

③市販品（栄養補助食品）の活用
　嚥下調整食を作るには時間と手間がかかるため，冷凍食品・缶詰など保存食の活用を提案する．また，多くの介護食が販売されているので，学会分類2013にもとづき食形態を確認して上手に使用するよう提案する．不足するエネルギーやたんぱく質の補給もできる．

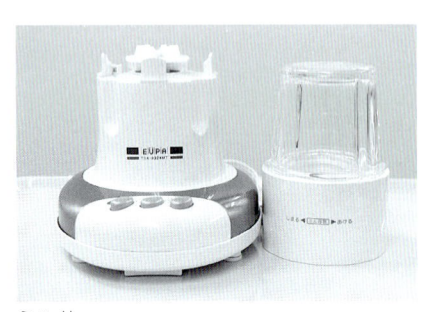

ミルサー 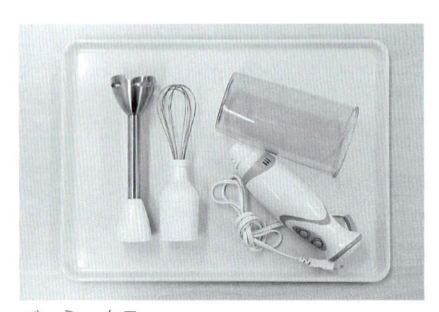　　　　　　　　バーミックス

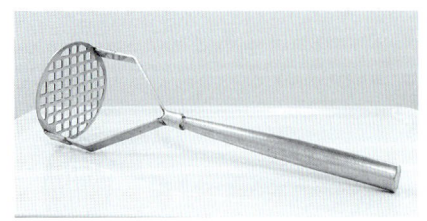

マッシャー

図2　嚥下調整食に有効な調理器具

④つくり置きの活用

　嚥下調整食に対応できる食材・料理は多めに調理して小分けにして保存しておけば，日々の調理時間を軽減できる，野菜は冷凍することで繊維が壊れてやわらかくなる，など上手な保存法を提案する．

⑤**料理器具の活用**

　調理経験のない介護者が，1人分の量をミキサーにかけるのは難しいため，調理器具を提案する．たとえば，水分の多い食材をペースト状にする場合は，ミルサー・バーミックス，水分のない食材をペースト状にする場合はマッシャーなどを使用するなど介護者が使用しやすい器具での指導を行う．

⑥**食事中の観察**

　在宅生活開始後，食事摂取機能が低下する場合が考えられる．摂食嚥下機能に対して難易度の高い食事をを摂取し続けることは，致命的なリスクにつながる．在宅での食事を指導する際，食事の様子を観察してもらい，下記の症状があった場合は，かかりつけ医に相談するよう指導が必要である．

　・食事の時間が長くなった
　・痰が出やすくなった
　・口の中に食べ物を溜め込みやすくなった
　・お茶や汁物でむせやすくなった
　・食事中や食後に咳が出る．

参考文献
1) NPO法人LET'S食の絆編：幸せの介護食レシピ100．旭屋出版，2013．
2) 諏訪さゆり，中村丁次編著：「食べる」ことを支えるケアとIPW．建帛社，2012．

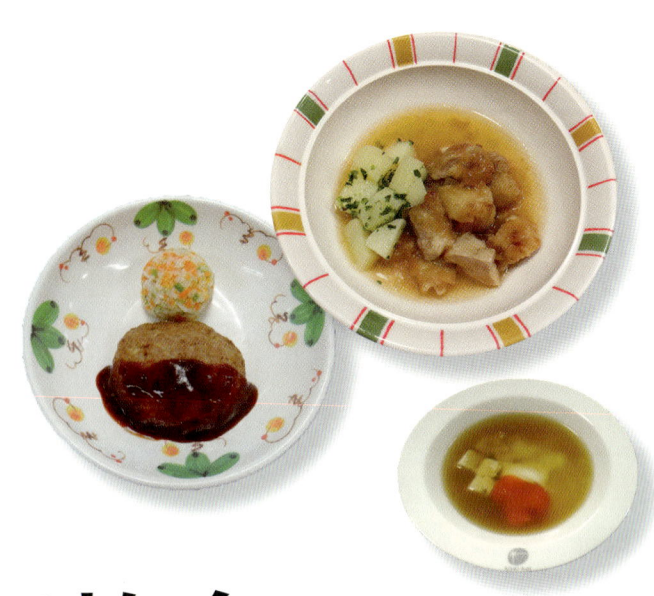

嚥下調整食
レシピ集
105

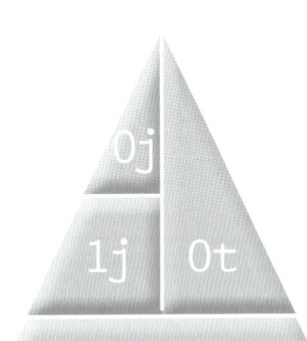

0j
1j　0t
2-1
2-2
3
4

嚥下調整食レシピの見方と活用方法

　本レシピ集は，回復期リハビリテーション病棟で実際に提供されている嚥下調整食を物性測定し，その数値に基づいて「コード3」および「コード4」に分類した（物性の測定方法についての詳細は，本書「6. 学会分類2013（食事）コード3およびコード4の客観的分類方法」P29参照）．

　分類の目安は，レシピ横に記載してある残渣乾燥率（%）を基準にしている．残渣乾燥率が30分乾燥21.0%未満かつ120分乾燥4.1%未満の料理を「コード3」，30分乾燥21.0%以上もしくは120分乾燥4.1%以上の料理は「コード4」に分類されている．わかりやすく言い換えると，数値が小さい方が咀嚼しやすく，飲み込みやすい．なお，コード分類はメインとなる料理の残渣乾燥率を基準としているため，レシピによっては付け合わせとメインのコードが違う料理もあるが，そのまま掲載した．

　臨床の現場で，同一の患者に同じコード分類だが違う食材の嚥下調整食を提供する場合に，咀嚼や嚥下のしやすさが違う，という経験をすることがある．自施設の嚥下調整食を全部物性測定できれば，より正確な嚥下調整食のコード分類ができるが，現実的には難しい．食材，切り方，調理方法，ソースの有無，加熱温度等々により残渣乾燥率が変化すると考えられるので，本書に掲載したレシピが分類の目安となる．そこで，本レシピ集を，自施設の嚥下調整食と比較し，参考資料として欲しい．

　また，病院，施設，在宅でも再現しやすいように，市販食品名もそのまま記載した．作り方については，スチームコンベクションオーブン（スチコン）での調理が主であるが，在宅でも応用できる調理器具を使ったレシピも掲載している．

　本レシピ集を作成した目的は，①「嚥下調整食学会分類2013」の「コード3」と「コード4」の分類をより具体的なレシピで示すことで，全国の急性期，回復期，維持期にわたる嚥下調整食標準化の目安となること，②嚥下調整食が必要な患者さんやその家族・介護者にとっての手助けとなること，の2つである．

　本レシピ集が，多くの病院や施設，在宅において嚥下調整食づくりや標準化のきっかけとして活用されることを願っている．

編著者

	残渣乾燥率
コード3	30分乾燥 21.0%未満 かつ 120分乾燥 4.1%未満の料理
コード4	30分乾燥 21.0%以上 もしくは 120分乾燥 4.1%以上の料理

肉・だいず料理

肉・だいず料理 Meat & Soybeans

ポークステーキ (アマノリハビリテーション病院) コード3

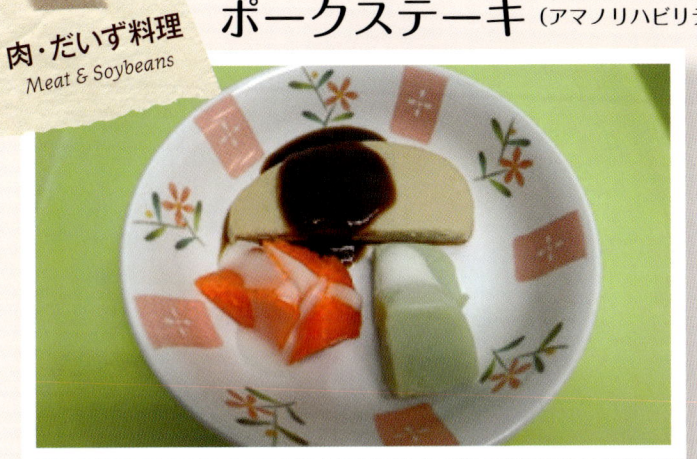

栄養価計算	
エネルギー	200 kcal
水分	61.5 g
たんぱく質	6.5 g
脂質	9.4 g
炭水化物	23.5 g
塩分	1.2 g

残渣乾燥率（%）		
メイン	30分	5.6
	120分	1.1
付け合わせ	30分	4.5
	120分	1.7

材料（1人分）
- ソフリ豚肉ムース………………40 g
- やさしい素材（キャベツ）……30 g
- やさしい素材（にんじん）……10 g
- ★ウスターソース………………5 g
- │ ケチャップ……………………5 g
- フレンチドレッシング…………3 g

作り方
1. ソフリ豚肉ムースは型から出し，バットに並べスチームコンベクションオーブン（以下，スチコン）で10分蒸す．
2. やさしい素材（キャベツ，にんじん）も型から出しスチコンで10分蒸す．
3. 豚肉はそのまま，やさしい素材は一口大に切り，盛り付ける．
4. 豚肉に★を，野菜にフレンチドレッシングをかける．

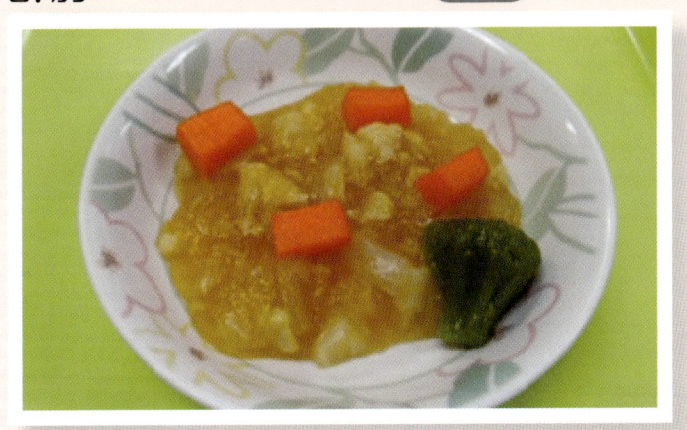

酢豚 (アマノリハビリテーション病院) コード3

栄養価計算	
エネルギー	146 kcal
水分	129.6 g
たんぱく質	5.8 g
脂質	3.0 g
炭水化物	24.1 g
塩分	0.9 g

残渣乾燥率（%）		
メイン	30分	20.7
	120分	0.0

材料（1人分）
- 究極の豆腐ハンバーグ………20 g
- たまねぎ………………………30 g
- カリフラワー…………………30 g
- やさしい素材（にんじん）……10 g
- ソフリそのままブロッコリー …………………………………10 g
- ★中華味…………………………0.5 g
- │ 酢豚のもと……………………10 g
- │ かたくり粉……………………2 g
- │ だし汁…………………………40 g

作り方
1. 究極の豆腐ハンバーグとたまねぎとカリフラワーを1×1×0.5 cmに切る．
2. スチコンで20分蒸す．
3. ★を加えてさらに20分煮物モード．
4. 器に盛り付け，別に蒸したブロッコリーとにんじんを飾る．

コード3

嚥下調整食レシピ集105

ローストポーク (やわたメディカルセンター) コード3

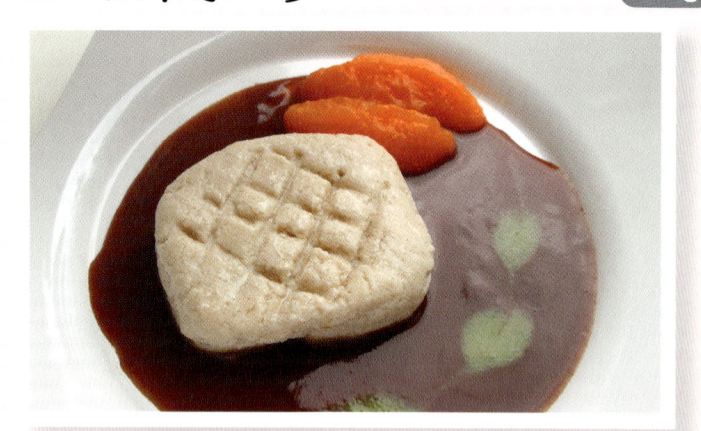

栄養価計算	
エネルギー	249 kcal
水分	166 g
たんぱく質	16.0 g
脂質	14.1 g
炭水化物	14.5 g
塩分	1 g

残渣乾燥率(%)

メイン	30 分	8.9
	120 分	3.4
付け合わせ	30 分	4.8
	120 分	1.8

材料（1人分）

<肉ムース>
豚肉 …… 60 g
長いも …… 20 g
鶏卵 …… 18 g
だし汁 … 13.4 g
サラダ油 … 6 g

<付け合わせ>
にんじん …………… 50 g

<ソース>
トマトピューレ ………… 30 g
パイナップルジュース …… 5 g
ウスターソース ………… 10 g

作り方

1. 肉ムースは全具材をミキサーで混ぜ合わせ，スチコンで98℃，20分加熱する．
2. にんじんはやわらかくゆでてミキサーにかけ，とろみ剤（分量外）を入れ成形する．
3. <ソース>の材料を火にかけて混ぜ合わせる．
4. 器にソースを敷き，1の肉ムースと付け合わせのにんじんを盛り付ける．

肉・だいず料理

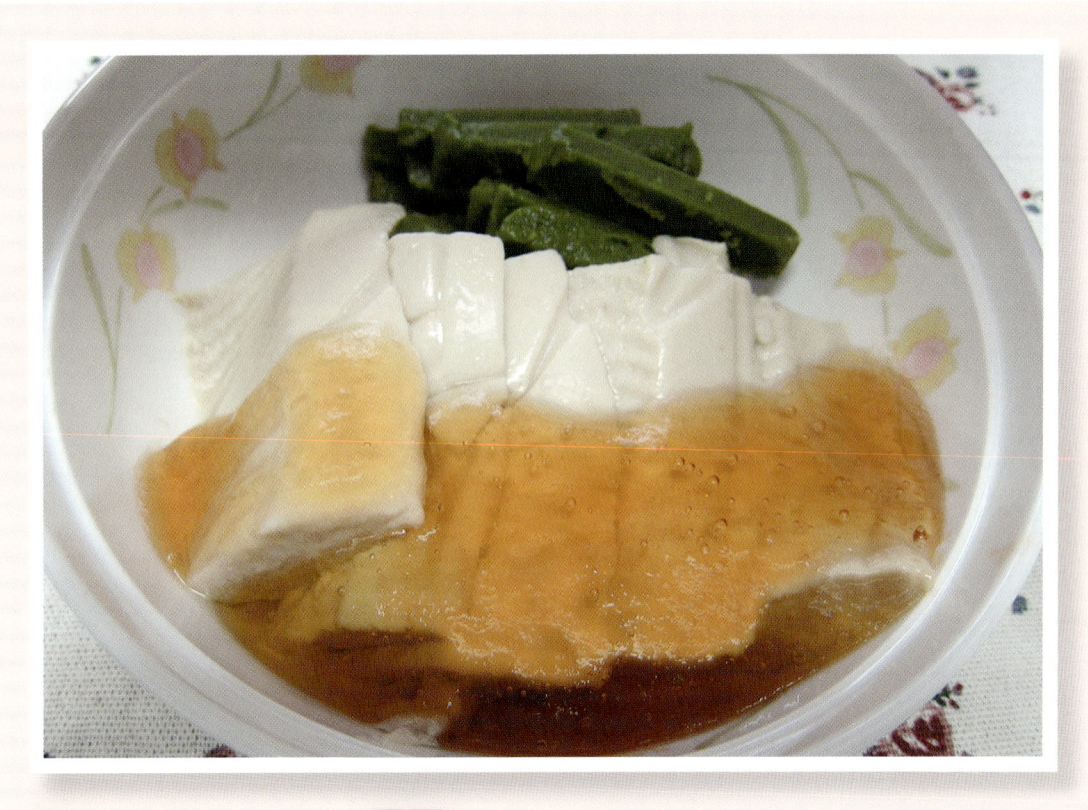

豚しゃぶ (東大阪病院) コード3

材料 (1人分)

- ★豚肉……………………60 g
- ほししいたけ……………1 g
- たまねぎ…………………20 g
- こいくちしょうゆ………2 g
- 砂糖………………………1 g
- サラダ油(植物油脂類)……1 g
- エンジョイプロテイン…5 g
- ソフトゼリーP(液体100 gに対し1.5 g)
- ☆ぽん酢しょうゆ………5 g
  - だし汁…………………25 g
  - つるりんこQuickly(液体25 gに対し1 g)
- やさしい素材(こまつな)…30 g
- こいくちしょうゆ………1 g

栄養価計算

エネルギー	160 kcal
水分	122.0 g
たんぱく質	19.7 g
脂質	4.4 g
炭水化物	14.4 g
塩分	1.1 g

残渣乾燥率(%)

メイン	30分	14.5
	120分	3.2
付け合わせ	30分	29.2
	120分	1.2

作り方

1. ★で煮物をつくる.
2. 1をミキサーにかける.
3. 2にエンジョイプロテインを加える.
4. 3にソフトゼリーPを加え,型に流し入れ冷蔵庫で固める.
5. ☆であんをつくる.
6. やさしい素材(こまつな)は半解凍の状態で切っておき,こいくちしょうゆであえる.
7. 6を付け合わせ,そぎ切りした4を盛り付け5をかける.

嚥下調整食レシピ集105

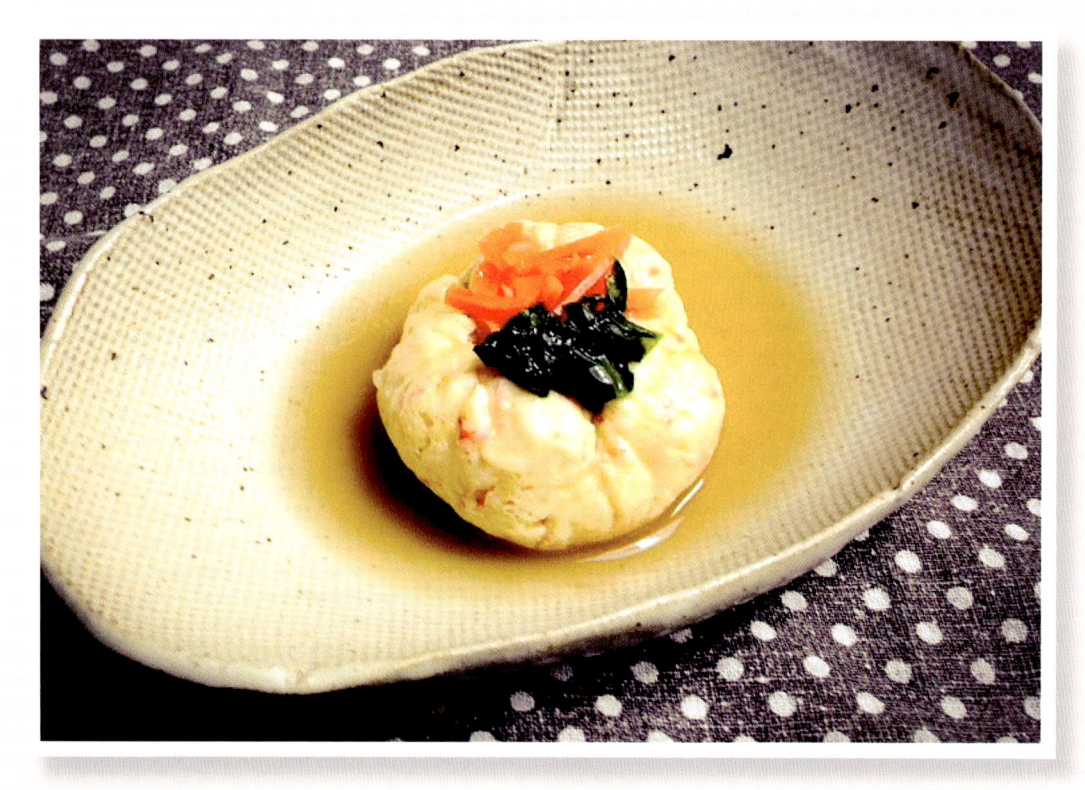

豆腐の蟹しんじょ （合志第一病院） コード3

材料（1人分）

<しんじょ>
絹ごし豆腐……80 g（約1/4丁）
かに缶（身）……25 g（約1/4缶）
鶏卵……15 g（約1/4個）
食塩……0.5 g
パン粉……1.5 g
かたくり粉……4.5 g
おろししょうが……少々

<あん>
だし汁＋かに缶（汁）
　　……合わせて50 g
うすくちしょうゆ……3 g
みりん……4 g
かたくり粉……1.5 g
<付け合わせ>
にんじん……3 g
ほうれんそう……3 g

栄養価計算	
エネルギー	130 kcal
水分	157.4 g
たんぱく質	11.4 g
脂質	4.2 g
炭水化物	9.4 g
塩分	1.6 g

残渣乾燥率（%）		
メイン	30分	18.3
	120分	1.6
付け合わせ	30分	0.0
	120分	0.0

作り方

1. 絹ごし豆腐は水切りし，かに缶は身と汁を分けておく．
2. しんじょの材料すべてをボウルに入れ，泡立て器でよく混ぜる．
3. 2をラップでくるみ，茶巾の要領で口を輪ゴムでしぼり，スチコンで100℃，8分ほど加熱する．
4. あんの材料を鍋に入れ，とろみがつくまで加熱する．
5. 3を器に盛り付け，上からあんをかける．
6. やわらかく煮たにんじんとほうれんそうをお好みで付け合わせて完成．

肉・だいず料理

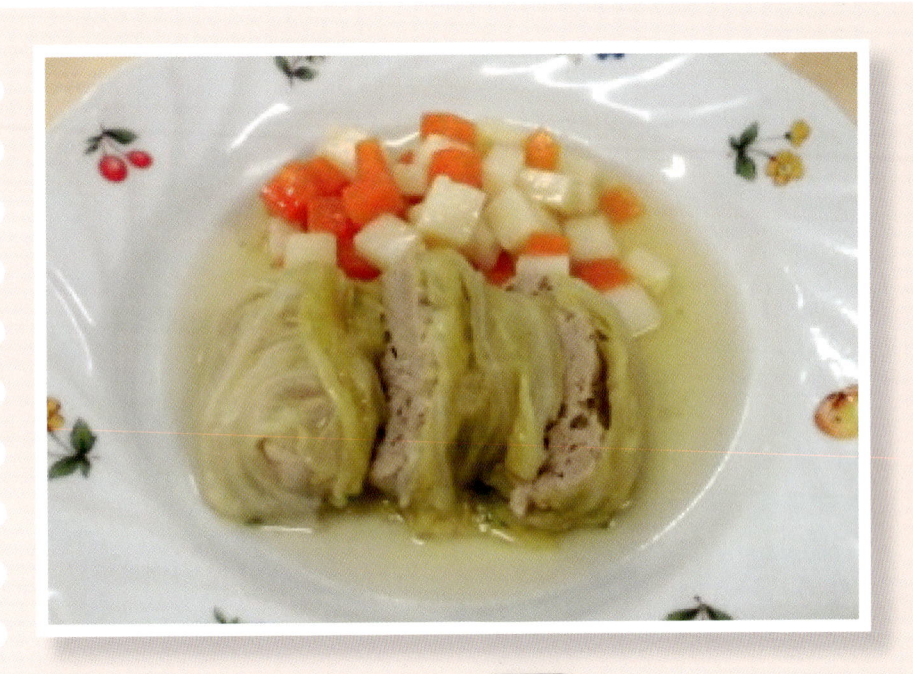

ロールキャベツ (小原病院) コード3

材料（1人分）

キャベツ	80 g
<肉種のもと>	
たまねぎ	20 g
サラダ油	1 g
合ひき	40 g
★木綿豆腐	20 g
パン粉	2 g
鶏卵	3 g
食塩	0.4 g
こしょう	少々
かたくり粉	1 g
つるりんこ	0.4 g
トレハロース	1 g
<煮汁>	
チキンコンソメ	1.5 g
食塩	0.3 g
ローリエ	適量
こしょう	少々
水	50 g
<付け合わせ>	
にんじん	20 g
じゃがいも	40 g
☆チキンコンソメ	1 g
しょうゆ	1 g

栄養価計算

エネルギー	201 kcal
水分	238 g
たんぱく質	11.8 g
脂質	8.6 g
炭水化物	19.6 g
塩分	1.9 g

残渣乾燥率（％）

メイン	30 分	20.0
	120 分	3.8
付け合わせ	30 分	36.7
	120 分	5.1

作り方

1. キャベツは，太い芯の部分は除き，中のやわらかい葉を巻きやすいかたさになるまでゆでる．
2. たまねぎをみじん切りにし，水分がなくなるくらいまで炒める．
3. 合ひきをプロセッサーにかける（二度びき）．
4. 2，3に★も加え，プロセッサーで混ぜる．
5. 1で4を包み，<煮汁>を入れた圧力鍋に10〜20分程度加熱する．
6. にんじん，じゃがいもは 1×1×0.5 cm に切る．
7. 6をスチコンで20分蒸す．
8. 6に☆を加え，スチコンのコンビモードで130℃，加湿100％に設定し20分加熱する．

嚥下調整食レシピ集 105

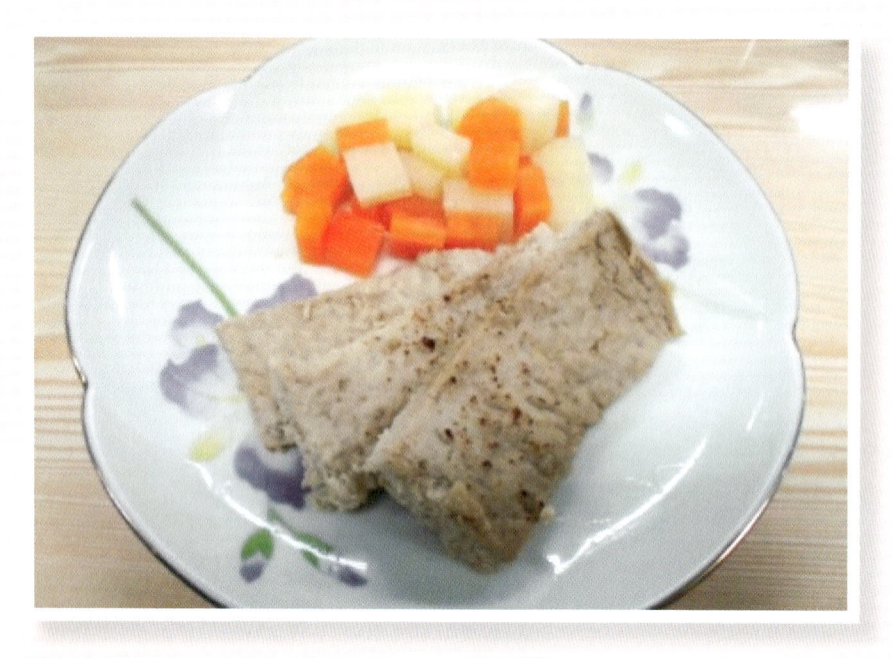

豚肉のみそ焼き (小原病院) コード3

材料（1人分）

<肉のもと>
- 豚ヒレひき肉……………………50 g
- たまねぎ…………………………40 g
- サラダ油……………………………1 g
- ★木綿豆腐………………………15 g
- | マヨネーズ………………………10 g
- | 食塩……………………………0.1 g
- | おろししょうが………………適量
- | つるりんこ…………………………1 g
- | トレハロース………………………1 g
- みそ…………………………………5 g
- ざらめ糖……………………………1 g
- みりん………………………………1 g

<付け合わせ>
- にんじん…………………………20 g
- じゃがいも………………………40 g
- ☆チキンコンソメ…………………1 g
- | しょうゆ…………………………1 g

栄養価計算

エネルギー	224 kcal
水分	140 g
たんぱく質	14.3 g
脂質	10.3 g
炭水化物	18.1 g
塩分	1.4 g

残渣乾燥率(%)

メイン	30分	15.8
	120分	1.6
付け合わせ	30分	36.7
	120分	5.1

作り方

1. たまねぎをみじん切りにし，水分がなくなるくらいまで炒める．
2. 豚ヒレひき肉をプロセッサーにかける（二度びき）．
3. 1, 2に★も加え，プロセッサーで混ぜる．
4. 3を1 cmの厚さになるよう成形し，スチーム調理で7分程度加熱する．
5. 4にみそ，ざらめ糖，みりんを混ぜ合わせ加熱した合わせ調味料を塗り，バーナーで表面に焼き色をつける．
6. にんじん，じゃがいもは1×1×0.5 cmに切る．
7. 6をスチコンで20分蒸す．
8. 7に☆を加え，スチコンのコンビモードで130℃，加湿100%で20分加熱する．

肉・だいず料理

えだまめ豆腐 (聖マリアヘルスケアセンター) コード3

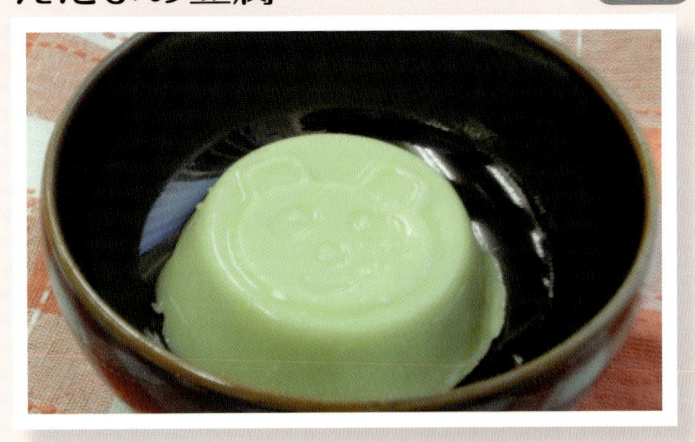

栄養価計算

エネルギー	58 kcal
水分	101 g
たんぱく質	6.1 g
脂質	2.4 g
炭水化物	3.3 g
塩分	0.8 g

残渣乾燥率(%)

メイン	30分	0.0
	120分	0.0

材料(1人分)

- むきえだまめ …………… 30 g
- だし汁 ………………… 60 g
- 食塩 …………………… 0.5 g
- うすくちしょうゆ ……… 1.0 g
- ゼラチン ………………… 2 g
- だし汁(ゼラチン用) …… 20 g

作り方

1. ゼラチンをだし汁でふやかしておく.
2. むきえだまめをゆで、色が変わるのを防ぐために流水で冷やし、薄皮を取り除く.
3. 1のゼラチンを湯煎にかけ、粒がなくなるまで溶かす.
4. だし汁に食塩・うすくちしょうゆを加え、2と一緒にミキサーにかける.
5. 4を裏ごし器でこし、火にかけ沸いたら3を加える.
6. 5を氷水にあて、とろみがついたら型に流し入れる.
7. 型から取り出し、器に盛り付ける.

えだまめ (西宮協立リハビリテーション病院) コード3

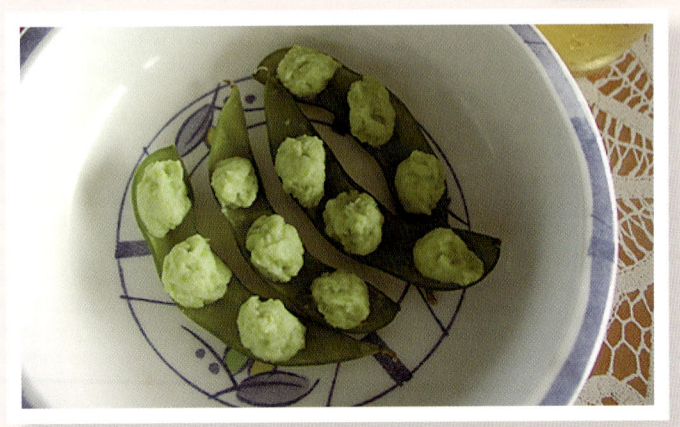

栄養価計算

エネルギー	55 kcal
水分	46.5 g
たんぱく質	4.2 g
脂質	2.4 g
炭水化物	4.3 g
塩分	0.2 g

残渣乾燥率(%)

メイン	30分	6.4
	120分	2.6

材料(1人分)

- ★冷凍塩ゆでえだまめ …… 25 g
- 豆乳 …………………… 25 g
- 水 ……………………… 7 g
- スベラカーゼライト …… 0.9 g
- 食塩 …………………… 適宜

作り方

1. ★をミキサーにかける.
2. 味をみて食塩を加えて混ぜる.
3. 2を鍋に移し加熱する.
4. 絞り袋に入れ豆状に絞り出す.
5. 冷蔵庫に入れて冷やし固める.

嚥下調整食レシピ集 105

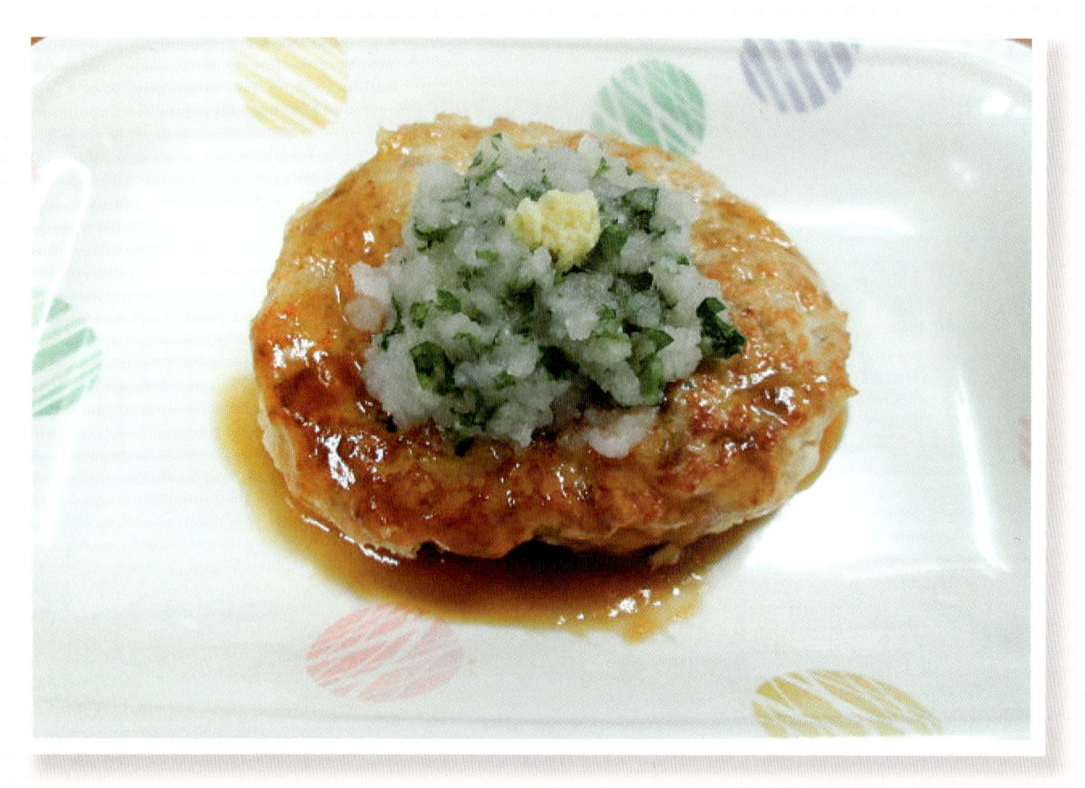

健康ハンバーグ （大分東部病院） コード3

※ハンバーグの物性はコード3，トッピングと付け合わせの物性はコード4以上

材料（1人分）

★鶏ひき肉	35 g	おろししょうが	2 g
豚ひき肉	15 g	きざみ大葉	1枚
木綿豆腐	30 g	酢	2.5 g
たまねぎ	30 g	みりん風調味料	0.2 g
鶏卵	5 g	こいくちしょうゆ	2 g
パン粉	5 g	かたくり粉	0.3 g
牛乳	6 g	水	0.6 g
食塩	0.2 g	バター	1 g
こしょう	0.2 g	食塩	0.05 g
サラダ油	1 g	こしょう	0.01 g
だいこんおろし	30 g		

栄養価計算

エネルギー	175 kcal
水分	131 g
たんぱく質	14.8 g
脂質	8.6 g
炭水化物	8.9 g
塩分	0.7 g

残渣乾燥率（%）

メイン	30分	13.9
	120分	2.2

作り方

1. ★の材料をよくこね，小判型にしサラダ油を塗っておく．
2. スチコンで200℃10分，蒸し焼きにする．
3. 酢，みりん風調味料，こいくちしょうゆを火にかけ，水溶きかたくり粉でとろみをつける．
4. 器に2をのせ，大葉，だいこんおろし，おろししょうがを盛り付け，3をかける．

肉・だいず料理

鶏のレモンソースかけ （長崎リハビリテーション病院） コード3

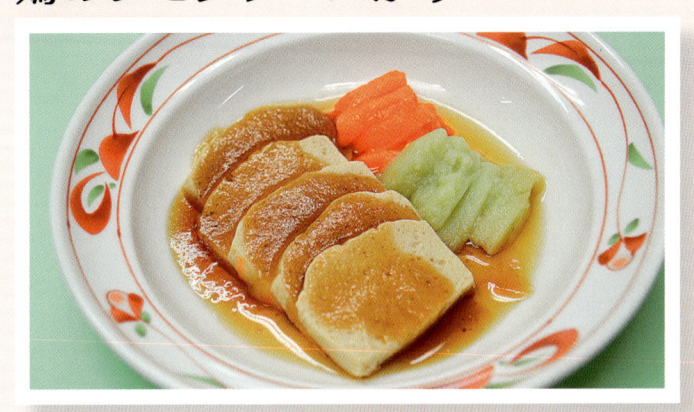

栄養価計算	
エネルギー	168 kcal
水分	67.8 g
たんぱく質	6.3 g
脂質	10.7 g
炭水化物	13.3 g
塩分	2 g

残渣乾燥率（%）		
メイン	30 分	12.3
	120 分	2.9
付け合わせ	30 分	59.9
	120 分	8.2

材料（1人分）

- チキンムース……………1 個
- おろしにんにく…………0.3 g
- ★清酒………………………3.0 g
- うすくちしょうゆ………2.0 g
- ソフティア 1 SOL…………1 g
- 酢……………………………5.5 g
- レモン汁……………………2.0 g
- こいくちしょうゆ…………6.5 g
- マスタード粉………………0.5 g

＜付け合わせ＞
- やさしい素材（温野菜キャベツ）……………………30 g
- やさしい素材（温野菜にんじん）……………………15 g
- ノンオイルドレッシング……5.0 g

作り方

1. チキンムースをスチームで解凍する．
2. 1 に加熱した★にソフティア1 SOL でとろみをつけてかける．
3. 酢，レモン汁，こいくちしょうゆ，マスタード粉を混ぜ，とろみをつけてかける．
4. 付け合わせを盛り付けて完成．

豚肉の塩炒め （長崎リハビリテーション病院） コード3

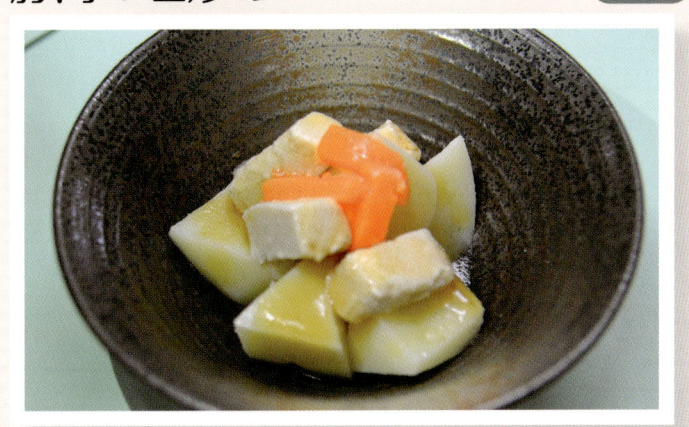

栄養価計算	
エネルギー	105 kcal
水分	34.4 g
たんぱく質	2.1 g
脂質	6.7 g
炭水化物	11.1 g
塩分	0.7 g

残渣乾燥率（%）		
メイン	30 分	8.2
	120 分	3.1

材料（1人分）

- やさしい素材（ムースポーク）……………………10 g
- やさしい素材（温野菜れんこん）……………………30 g
- やさしい素材（温野菜にんじん）……………………10 g
- ★清酒………………………2.5 g
- 食塩…………………………0.3 g
- こしょう……………………0.01 g
- こいくちしょうゆ…………1.2 g
- しょうが汁…………………0.5 g
- ソフティア 1 SOL……………2 g

作り方

1. やさしい素材（ムースポーク，温野菜れんこん，温野菜にんじん）はスチームで解凍する．
2. 加熱した★にソフティア1 SOL でとろみを付け，1 に混ぜる．

嚥下調整食レシピ集 105

たけのこ豆腐わかめあんかけ (徳山リハビリテーション病院) コード3

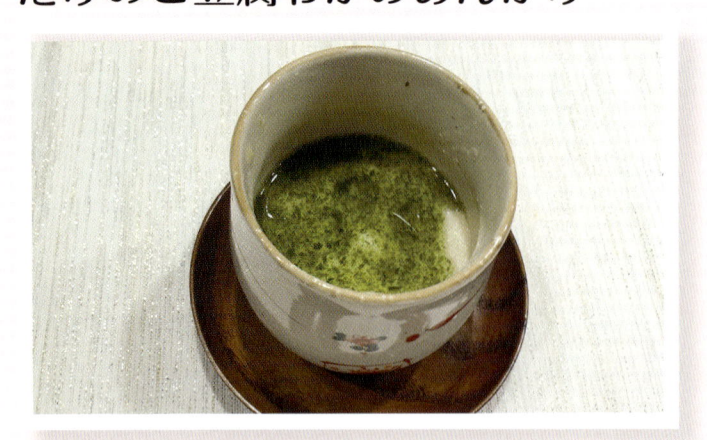

栄養価計算

エネルギー	32 kcal
水分	61.7 g
たんぱく質	1.9 g
脂質	0.7 g
炭水化物	4.8 g
塩分	0.8 g

残渣乾燥率（%）

メイン	30分	5.1
	120分	0.0

材料（1人分）

たけのこ土佐煮（市販）……20 g
★絹ごし豆腐………20 g
　だし汁…………20 g
　おろししょうが……3 g
　まとめるこ easy … 0.8 g

<あんかけ>
カットわかめ………0.5 g
☆めんつゆ（3倍希釈）
　…………………5 g
　水………………15 g
ネオハイトロミールスリム…………0.4 g

作り方

1. たけのこ土佐煮をミキサーにかける．
2. ★をミキサーにかけてなめらかにする．
3. 1と2を合わせ，約10分蒸す．
4. 水で戻し済みのカットわかめを包丁でたたいたのち，☆と一緒にミキサーにかけ，ネオハイトロミールスリムでとろみをつける．
5. 3に4をかける．

肉・だいず料理

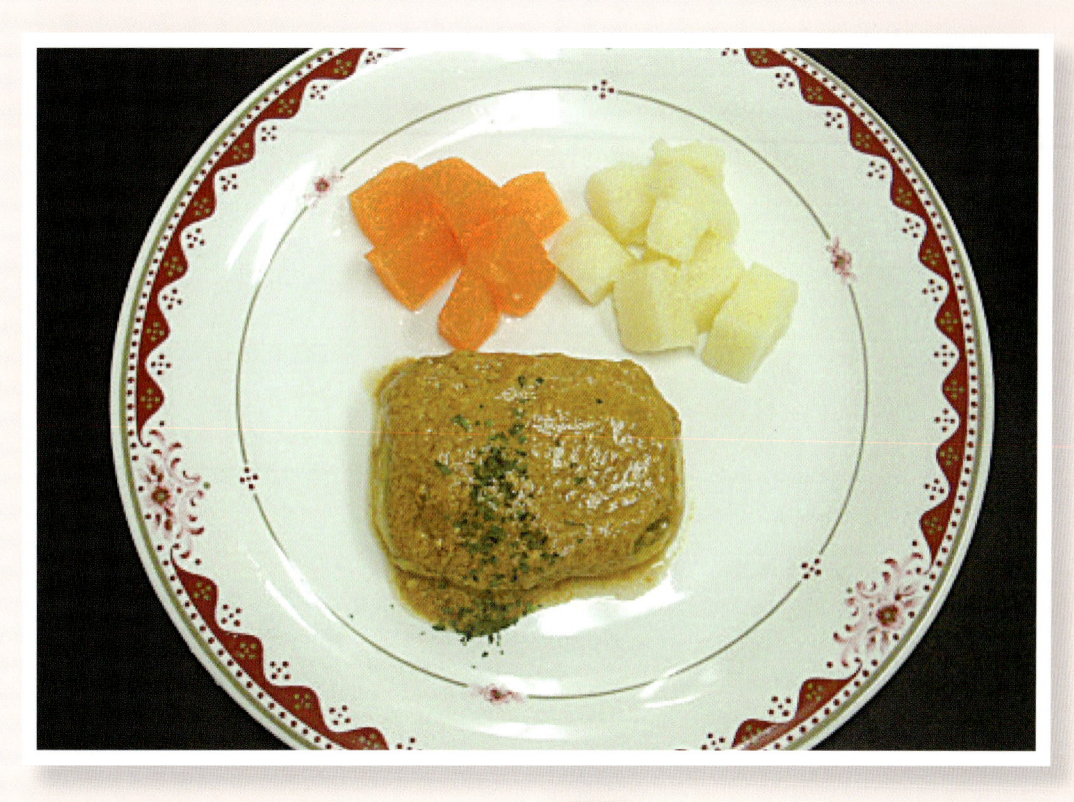

タンドリーチキン (田川新生病院) コード3

材料（1人分）

やわらかあいディッシュ
　（とりにく）……… 57 g（1枚）
★ヨーグルト…………………… 20 g
　こいくちしょうゆ……………… 3 g
　こしょう……………………… 少々
　コンソメ顆粒………………… 0.2 g
　ケチャップ……………………… 5 g
　おろしにんにく……………… 0.2 g
　カレー粉………………………… 1 g
ドライパセリ…………………… 0.3 g

＜付け合わせ＞
やさしい素材（とけないにんじ
　ん）…………………………… 15 g
☆バター………………………… 1 g
　砂糖…………………………… 3 g
　食塩………………………… 0.2 g
　水…………………………… 10 g
ソフティアスーパー S………… 適量
やさしい素材（温野菜じゃがい
　も）…………………………… 30 g
　食塩………………………… 0.1 g

栄養価計算

エネルギー	225 kcal
水分	95.5 g
たんぱく質	5.3 g
脂質	15.5 g
炭水化物	17.4 g
塩分	1.4 g

残渣乾燥率（％）

メイン	30分	12.0
	120分	3.6
付け合わせ	30分	16.0
	120分	1.6

作り方

1. ★を合わせて，やわらかあいデイッシュ（とりにく）を浸けておく．
2. スチコン 180℃で 13 分焼く．
3. 2 を皿に盛り付け，ドライパセリをふる．
4. やさしい素材（とけないにんじん）を半解凍の状態のまま食べやすい大きさに切る．
5. ☆を入れた鍋で 4 を温かくなるまで加熱し，最後にソフティアスーパー S でとろみをつける．
6. じゃがいもも食べやすい大きさに切り，温かくなるまで蒸し，食塩をふる．
7. 3 に 5 と 6 を付け合わせる．

親子煮 (田川新生病院) コード3

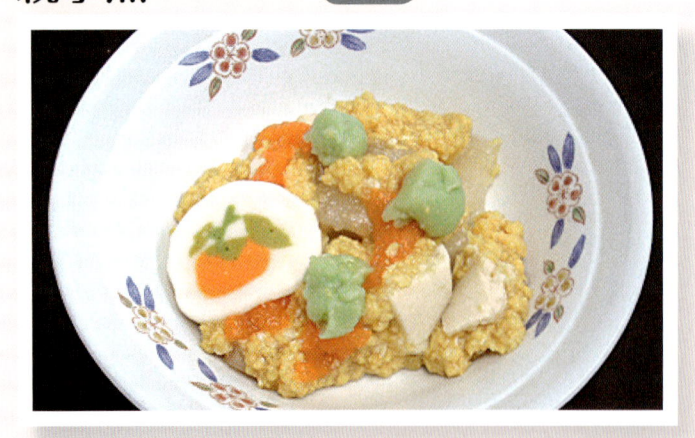

栄養価計算	
エネルギー	206 kcal
水分	130.1 g
たんぱく質	11.9 g
脂質	12.1 g
炭水化物	10.2 g
塩分	1.7 g

残渣乾燥率（%）

メイン	30分	12.3
	120分	3.2

材料（1人分）

- ソフリ鶏肉ムース…40 g
- やさしい素材（とけないたまねぎ）………50 g
- やさしい素材（とけないえだまめ）…………5 g
- やわらかかまぼこ…10 g
- だし汁……………30 g
- ★こいくちしょうゆ…7 g
- みりん……………3 g
- 清酒………………2 g
- 鶏卵………………50 g
- ソフティアスーパー S ……………0.3 g

作り方

1. 鶏肉ムース，やさしい素材（とけないたまねぎ，とけないえだまめ）は1cm程度の角切り，やわらかかまぼこはスライスしておく．えだめとかまぼこはスチコンで蒸しておく．
2. だし汁に★を入れ，鶏肉とたまねぎを加える．
3. 2が沸騰したら，鶏卵でとじ，ソフティアスーパー S でとろみをつける．最後にえだまめとかまぼこを飾る．

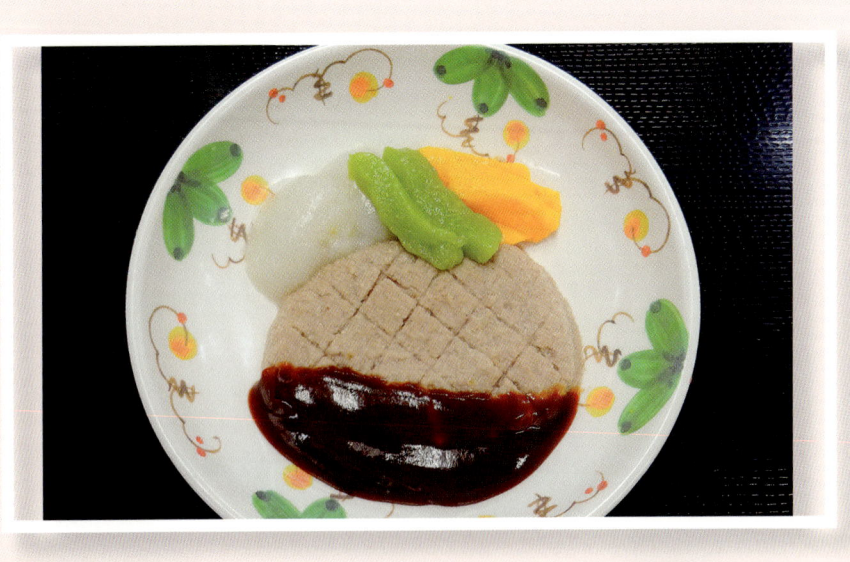

やわらかハンバーグ （水前寺とうや病院） コード3

材料（1人分）

★ひき肉	50 g
おろしにんにく	2 g
清酒	2 g
じゃがいもすりおろし	20 g
しぼり豆腐	20 g
卵黄	10 g
オリーブ油	10 g
牛乳	2 g
パン粉	2 g
食塩	0.2 g
こしょう	少々
だし汁	40 g
スベラカーゼ	2 g
ケチャップ	15 g
ウスターソース	5 g

＜付け合わせ：粉ふきいも＞

じゃがいも	40 g
☆食塩	0.2 g
こしょう	少々
だし汁	30 g
スベラカーゼ	1 g

＜付け合わせ：にんじんグラッセ＞

にんじん	20 g
▲砂糖	2 g
バター	2 g
だし汁	20 g
スベラカーゼ	0.5 g

＜付け合わせ：ゆでアスパラ＞

ゆでアスパラ	10 g
だし汁	10 g
スベラカーゼ	0.5 g

栄養価計算

エネルギー	375 kcal
水分	247 g
たんぱく質	15.0 g
脂質	23.8 g
炭水化物	22.9 g
塩分	1.1 g

残渣乾燥率（％）

メイン	30分	3.9
	120分	0.6
付け合わせ	30分	2.8
	120分	0.0

作り方

1. ★を混ぜ合わせてハンバーグを作り、スチコン180℃で20分蒸し焼きにしたものにだし汁を入れ、ミキサーにかける。
2. 鍋に1とスベラカーゼ（2 g）を入れて、温める。
3. 2を楕円形の器に入れてかためる。
4. 粉ふきいもに☆を入れ、ミキサーにかける。
5. 鍋に4とスベラカーゼ（1 g）を入れて、温め、型に流す。
6. にんじんグラッセに▲を入れ、ミキサーにかける。
7. 鍋に6とスベラカーゼ（0.5 g）を入れて、温め、型に流す。
8. ゆでアスパラにだし汁を入れ、ミキサーにかける。
9. 鍋に8とスベラカーゼ（0.5 g）を入れて、温め、型に流す。
10. 盛り付けして、ケチャップとウスターソースを混ぜたソースをかける。5, 7, 9を付け合わせる。

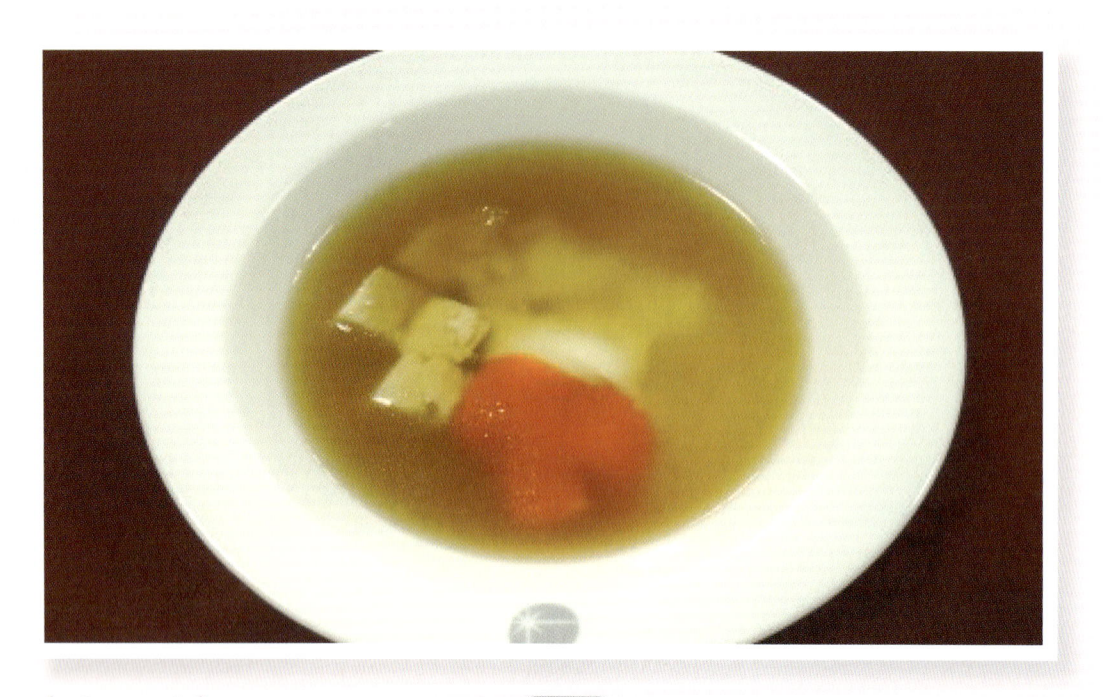

肉じゃが (初台リハビリテーション病院) コード3

材料（1人分）

<肉団子>
- ★鶏ひき肉（二度ひき）……30 g
- 清酒……………………………3 g
- しょうゆ，みりん………各2 g
- 砂糖……………………………0.5 g
- だし汁…………………………30 g
- かたくり粉……………………3 g

<付け合わせ：いも>
- 乾燥マッシュポテト…………4 g
- 牛乳……………………………25 g
- 無塩バター……………………1.5 g
- 食塩……………………………0.2 g
- 塩こしょう……………………0.01 g

<付け合わせ：にんじん>
- にんじん………………………10 g
- とろみ剤………………………適量

<あん>
- たまねぎ………………………10 g
- だし汁…………………………70 g
- ☆砂糖…………………………1.5 g
- 清酒……………………………3 g
- しょうゆ………………………4 g
- サラダ油………………………3 g
- かたくり粉……………………0.4 g
- とろみ剤………………………適量

栄養価計算	
エネルギー	167 kcal
水分	170.6 g
たんぱく質	8.7 g
脂質	7.8 g
炭水化物	13.1 g
塩分	1.2 g

残渣乾燥率（％）		
メイン	30分	5.6
	120分	1.1
付け合わせ	30分	4.5
	120分	1.7

作り方

1. ★をすべてフードプロセッサーで，フルーチェ状になるまで混ぜる．厚さ1 cmになるようホテルパンに入れ，100℃で15分蒸す．端はかたいので取り除き，その他の部分を1 cm角に切る．

2. 付け合わせのいもは，材料をすべて混ぜ合わせ，100℃で10分蒸し，しっかり混ぜる．混ぜた際に，かたいようなら牛乳を加える．

3. 付け合わせのにんじんは，やわらかくゆで，ミキサーでペースト状にし，とろみ剤で安定させる．

4. あんに入れるたまねぎをゆでてペースト状にする．

5. だし汁に4と☆を入れ火にかけ，かたくり粉で緩めにとろみを付ける．火を止めてからとろみ剤であんのかたさを調整する．

6. 1に少量のあんをからめて器に盛り，2，3を付け合わせ，残りのあんをかける．

肉・だいず料理

豆腐バーグの卵とじ （アマノリハビリテーション病院） コード3

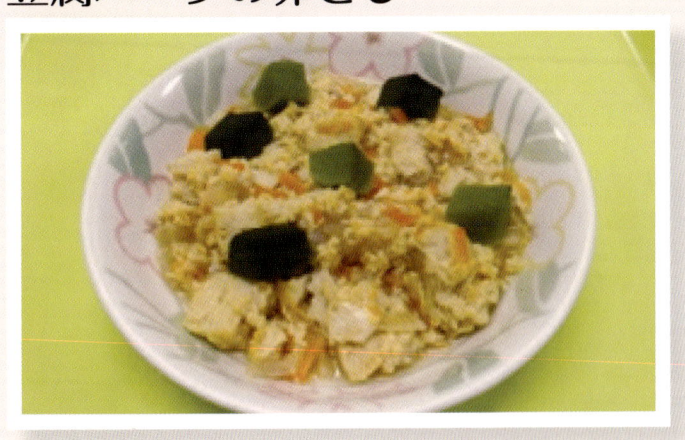

栄養価計算
エネルギー	191 kcal
水分	130.9 g
たんぱく質	10.4 g
脂質	6.6 g
炭水化物	21.8 g
塩分	1.1 g

残渣乾燥率（％）
メイン	30分	15.2
	120分	2.2

材料（1人分）
- ★究極の豆腐ハンバーグ……30 g
- にんじん……10 g
- たまねぎ……30 g
- やさしい素材（温野菜いんげん）……10 g
- 鶏卵……30 g
- ☆砂糖……3 g
- しょうゆ……5 g
- だし汁……40 g
- ネオハイトロミールⅢ……0.5 g

作り方
1. ★を1×1×0.5 cmに切る．
2. スチコンで20分蒸す．
3. 2に鶏卵と☆を加えて20分煮物モード．
4. 盛り付けて，別に蒸しておいたやさしい素材（温野菜いんげん）を飾る．

豆腐と卵のあんかけ （東大阪病院） コード3

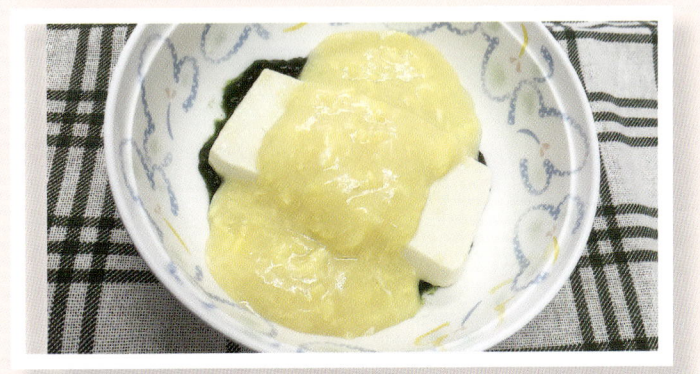

栄養価計算
エネルギー	106 kcal
水分	148.0 g
たんぱく質	8.3 g
脂質	6.3 g
炭水化物	4.6 g
塩分	g

残渣乾燥率（％）
メイン	30分	7.8
	120分	1.8
付け合わせ	30分	54.5
	120分	1.9

材料（1人分）
- 絹ごし豆腐……60 g
- ほうれんそう（冷凍）……30 g
- ★こいくちしょうゆ……1 g
- つるりんこQuickly……適宜
- ☆鶏卵……30 g
- だし汁……50 g
- こいくちしょうゆ……1 g
- 中華だし……2 g
- ごま油……0.5 g
- こしょう……0.1 g
- つるりんこQuickly（液体25 gに対し1 g）

作り方
1. 絹ごし豆腐をひたひたのだし汁（分量外）に入れてスチコンで20分蒸す．
2. 1をクッキングシートではさんで水分を取る（1時間ほど）．
3. ほうれんそうをゆがき，ミキサーにかける．
4. 3を★で味，とろみをつけ，ソースを作る．
5. ☆でかきたまあんを作り，つるりんこQuicklyでとろみをつける．
6. 4を皿に敷き，その上に2を置き，5をかける．

嚥下調整食レシピ集105

魚料理 Fish

えびフライ （アマノリハビリテーション病院） コード 3

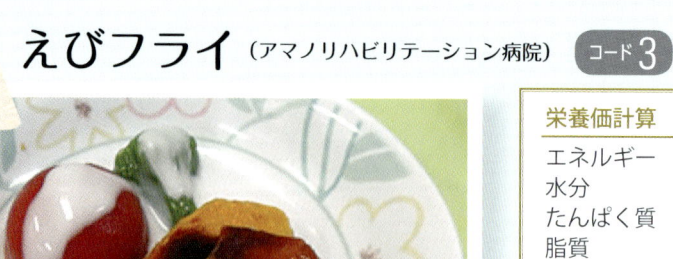

栄養価計算	
エネルギー	176 kcal
水分	80.3 g
たんぱく質	4.9 g
脂質	10.0 g
炭水化物	17.9 g
塩分	0.8 g

残渣乾燥率(%)		
メイン	30分	9.3
	120分	2.4
付け合わせ	30分	8.1
	120分	0.0

材料（1人分）

- SF 海老フライ風ムース ……………… 40 g
- SF ソフリそのままブロッコリー ……… 10 g
- やさしい素材（トマト）……………… 20 g
- ウスターソース ………………………… 6 g
- ケチャップ ……………………………… 6 g
- フレンチドレッシング ………………… 3 g

作り方

1. SF 海老フライ風ムースとそのままブロッコリーは型から出し，バットに並べ，スチコンで10分蒸す．
2. やさしい素材（トマト）は自然解凍しておく．
3. 皿に盛り付け，1にソースを，2にドレッシングをかける．

煮魚 （聖マリアヘルスケアセンター） コード 3

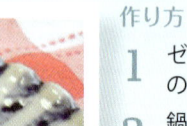

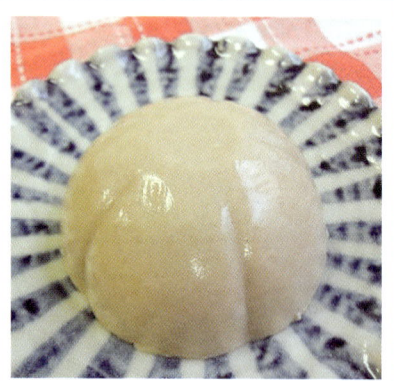

作り方

1. ゼラチンをゼラチン用の水でふやかしておく．
2. 鍋に★と分量より少し多めの水を入れ，沸騰したところにくろめばる（骨なし）を加え，煮る．
3. 2で煮たくろめばるを取り出し，皮を取り除きほぐす．煮汁はこす．
4. 3でこした煮汁55 g（1人分）を鍋の縁周りが沸くまで，火にかける．
5. 1を湯煎にかけ，粒がなくなるまで溶かす．
6. 4に5を加え，3と一緒にミキサーにかける．
7. 6を氷水にあて，とろみがついたら，型に流し入れ，固まったら型から取り出し，器に盛る．

材料（1人分）

- くろめばる（骨なし）……… 40 g
- ★しょうが ……………………… 3 g
- 　砂糖 ……………………………… 6 g
- 　こいくちしょうゆ …………… 10 g
- 　清酒 ……………………………… 6 g
- 水（煮汁用）…………………… 55 g
- ゼラチン ………………………… 2 g
- 水（ゼラチン用）……………… 7 g

栄養価計算	
エネルギー	89 kcal
水分	107.6 g
たんぱく質	9.8 g
脂質	1.4 g
炭水化物	1.4 g
塩分	1.5 g

残渣乾燥率(%)		
メイン	30分	5.6
	120分	1.1
付け合わせ	30分	4.5
	120分	1.7

魚料理

魚のみそ漬け焼き (長崎リハビリテーション病院) コード3

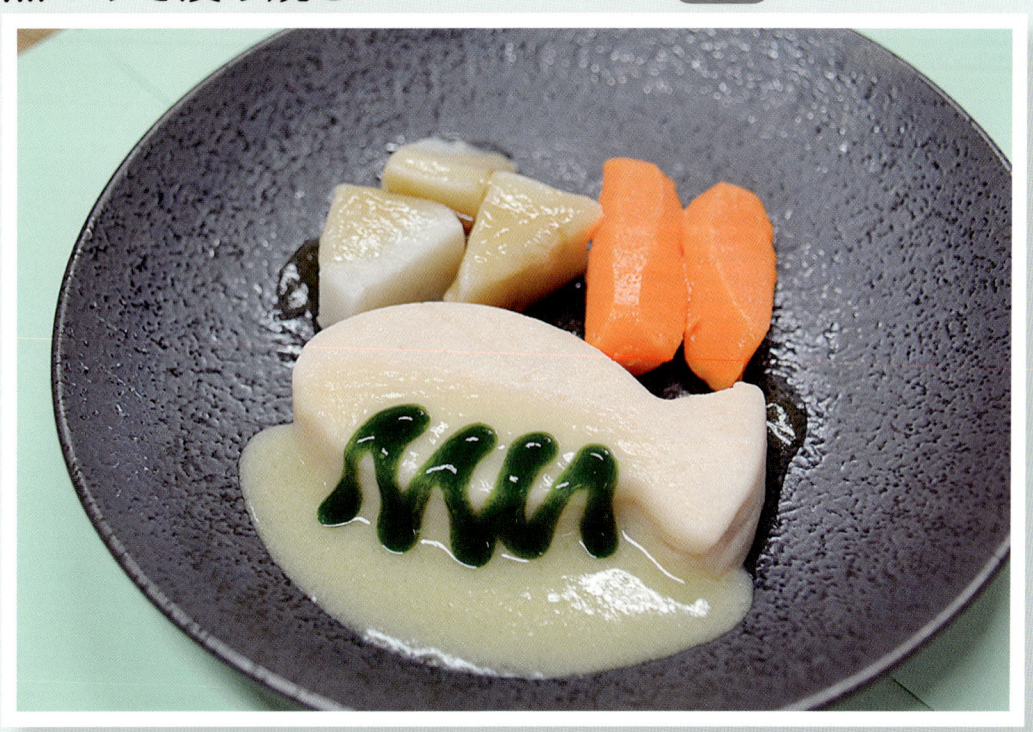

材料（1人分）

やさしい素材（ムース白身魚）… 40 g 1切
- ★清酒 ································ 2 g
- 酒粕 ································ 3.5 g
- 白みそ ······························ 6 g
- うすくちしょうゆ ·············· 0.5 g
- 砂糖 ································ 2 g
- みりん ······························ 3 g
- 清酒 ································ 1.5 g
- ソフティア1 SOL ·············· 2 g

＜付け合わせ＞
- やさしい素材（温野菜れんこん）…… 20 g
- やさしい素材（温野菜にんじん）…… 10 g
- 柚子しょうゆドレッシング ············ 5 g
- ソフティアS ·························· 1 g
- ☆ほうれんそう ······················ 10 g
  - 木の芽 ······························ 0.1 g
  - だし汁 ······························ 10 g
- ソフティア1 SOL ···················· 1 g

作り方

1. スチームで解凍したやさしい素材（ムース白身魚）にとろみをつけた★をかける．
2. ＜付け合わせ＞をとろみをつけた柚子しょうゆドレッシングであえる．
3. ☆はミキサーにかけ，ソフティア1 SOLでとろみをつけて1にかける．

栄養価計算

エネルギー	164 kcal
水分	58.4 g
たんぱく質	7.0 g
脂質	7.1 g
炭水化物	18.0 g
塩分	1.4 g

残渣乾燥率（％）

メイン	30分	11.0
	120分	2.4
付け合わせ	30分	13.2
	120分	3.4

嚥下調整食レシピ集 105

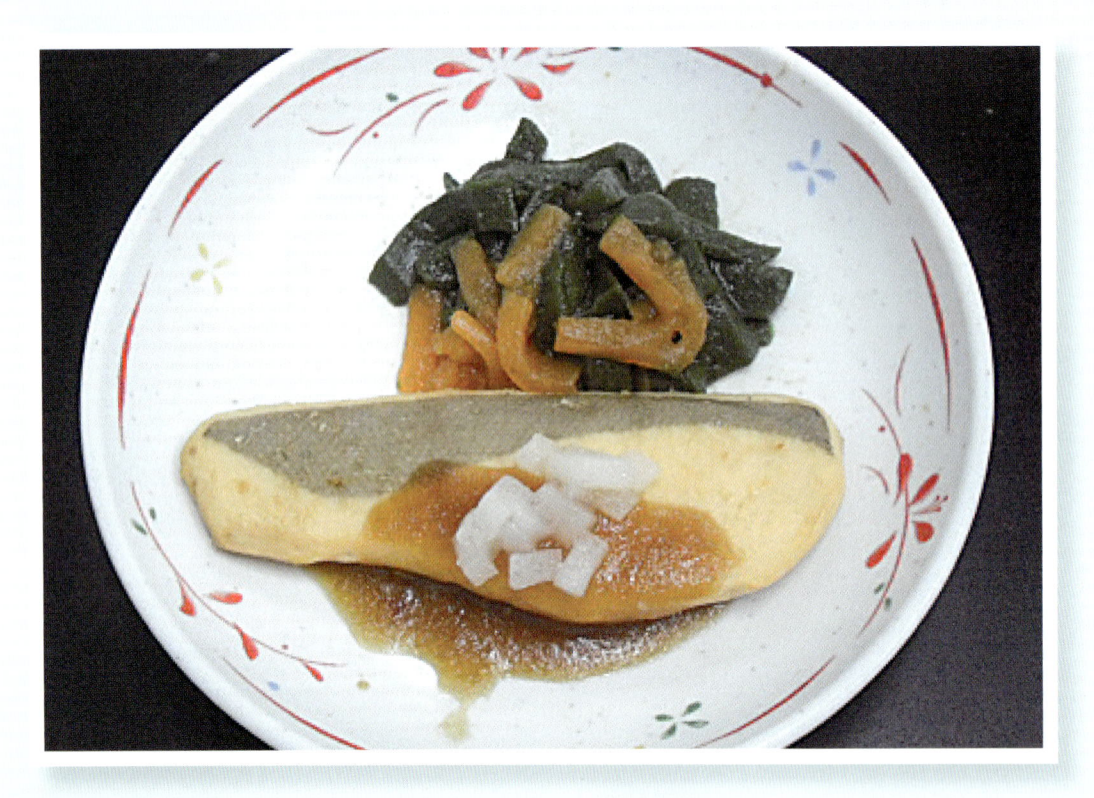

蒸ざけの香味ソース (田川新生病院) コード3

材料（1人分）

やわらかあいディッシュ（さけ）
……………………………40 g
清酒……………………………2 g
＜香味ソース＞
やさしい素材（とけないながねぎ）………………………5 g
★おろししょうが……………1 g
しょうゆ……………………4 g
酢……………………………4 g
ごま油………………………0.5 g
トウバンジャン……………0.1 g
だし汁………………………3 g

ソフティアスーパー S………適量
＜付け合わせ＞
やさしい素材（とけないほうれんそう）……………………15 g
やさしい素材（とけないにんじん）…………………………10 g
☆しょうゆ……………………2 g
みりん………………………1 g
だし汁………………………3 g
ソフティアスーパー S………適量

栄養価計算	
エネルギー	164 kcal
水分	65.1 g
たんぱく質	5.5 g
脂質	13.2 g
炭水化物	4.8 g
塩分	1.1 g

残渣乾燥率（%）		
メイン	30分	14.0
	120分	1.6
付け合わせ	30分	13.4
	120分	2.6

作り方

1. やわらかあいディッシュ（さけ）に清酒をふって，蒸す．
2. 半解凍の状態でやさしい素材（とけないながねぎ）を小さく切り，ほかの＜香味ソース＞の材料は，合わせておく．
3. ★を温かくなるまで加熱し，最後にとけないながねぎを入れて，ソフティアスーパーSでとろみをつける．
4. 1に3をかける．
5. やさしい素材（とけないほうれんそう，にんじん）を半解凍の状態で食べやすい大きさに切る．
6. ☆を入れた鍋で温かくなるまで加熱し，最後にソフティアスーパーSでとろみをつける．

魚料理

白菜とツナの和え物 （田川新生病院） コード3

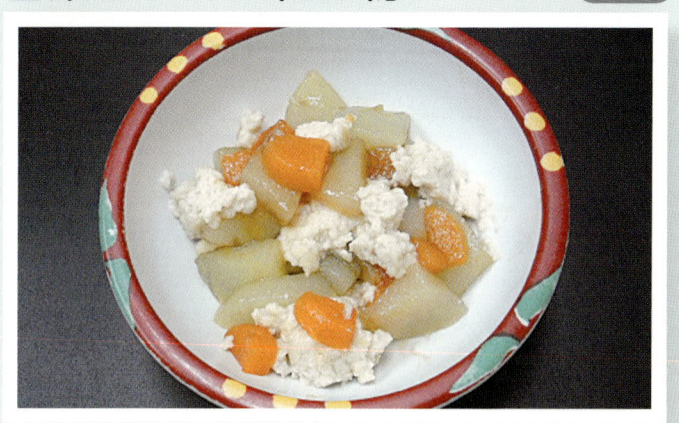

栄養価計算	
エネルギー	39 kcal
水分	71.9 g
たんぱく質	1.6 g
脂質	1.3 g
炭水化物	5.5 g
塩分	0.5 g

残渣乾燥率（%）

メイン	30 分	6.8
	120 分	1.9

材料（1人分）

- やさしい素材（とけないはくさい）…… 60 g
- やさしい素材（とけないにんじん）…… 5 g
- SFまぐろムース …… 10 g
- しょうゆ …… 3 g
- だし汁 …… 3 g
- ソフティアスーパーS …… 0.01 g

作り方

1. やさしい素材（とけないはくさい，にんじん）は，半解凍の状態でスライスする．SFまぐろムースは加熱し，冷やしてくずしておく．
2. 1をしょうゆとだし汁で味付けし，ソフティアスーパーSでとろみをつける．

野菜料理
Vegetables

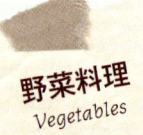

筑前煮 (アマノリハビリテーション病院)　コード3

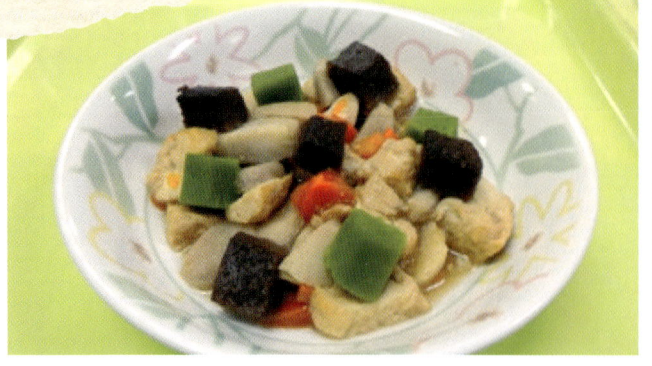

栄養価計算

エネルギー	186 kcal
水分	113.9 g
たんぱく質	7.1 g
脂質	5.8 g
炭水化物	24.7 g
塩分	1.4 g

残渣乾燥率（%）

メイン	30分	11.7
	120分	0.5

材料（1人分）

さといも ……………………… 30 g
究極の豆腐ハンバーグ ……… 30 g
にんじん ……………………… 10 g
やさしい素材（温野菜いんげん）
　……………………………… 10 g
やさしい素材（温野菜しいたけ）
　……………………………… 10 g

★サラダ油 …………………… 2 g
　砂糖 ………………………… 2 g
　こいくちしょうゆ ………… 6 g
　清酒 ………………………… 2 g
　だし汁 ……………………… 40 g

作り方

1. 材料を 1×1×0.5 cm に切る．
2. さといも，究極の豆腐ハンバーグ，にんじんをスチコンで 20 分蒸す．
3. ★を加えて 20 分煮物モード．
4. 皿に盛り付け，別に蒸したやさしい素材（温野菜いんげん，しいたけ）を飾る．

かぼちゃサラダ (アマノリハビリテーション病院)　コード3

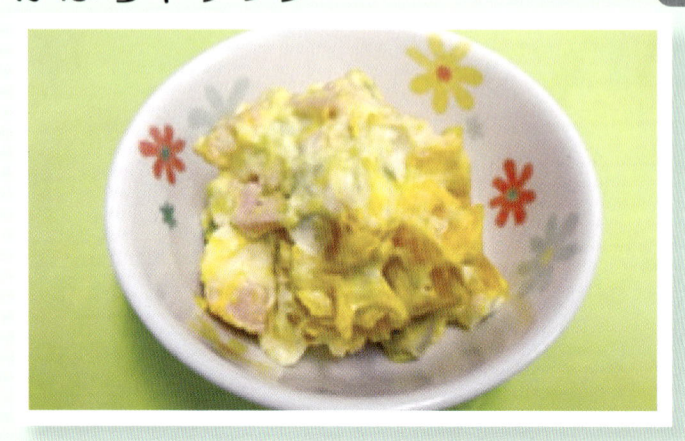

栄養価計算

エネルギー	206 kcal
水分	49.5 g
たんぱく質	3.8 g
脂質	12.7 g
炭水化物	18.8 g
塩分	0.5 g

残渣乾燥率（%）

メイン	30分	20.1
	120分	3.2

材料（1人分）

かぼちゃ ……………………… 40 g
むきそらまめ（冷）………… 10 g
ニューソーセージ（サーモン）
　……………………………… 10 g
マヨネーズ …………………… 15 g

作り方

1. 材料を 1×1×0.5 cm に切る．
2. スチコンで 20 分蒸す．
3. 材料を冷ましてからマヨネーズとあえる．

野菜料理

キムチ漬け （西宮協立リハビリテーション病院） コード3

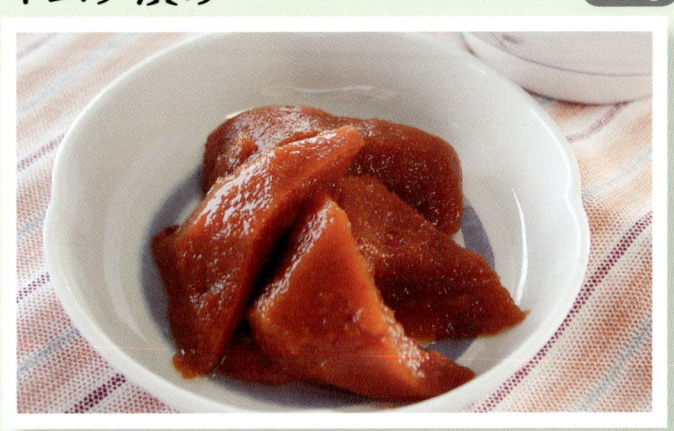

栄養価計算
エネルギー	19 kcal
水分	55.0 g
たんぱく質	1.0 g
脂質	0.1 g
炭水化物	3.6 g
塩分	0.8 g

残渣乾燥率（％）
メイン	30分	14.6
	120分	1.8

材料（1人分）
- ★キムチ漬け……………35 g
- だし汁……………………25 g
- スベラカーゼライト……0.9 g

作り方
1. ★をミキサーにかける．
2. 鍋に移し加熱する．
3. バットに入れて冷やし固める．
4. 固まったらキムチに見立ててカットする．

変わりきんぴら （長崎リハビリテーション病院） コード3

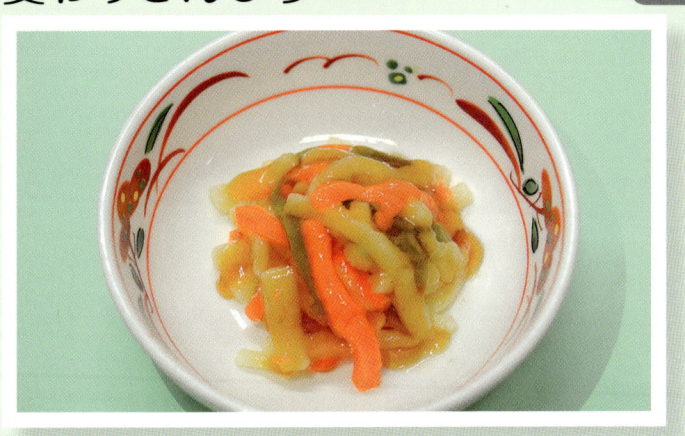

栄養価計算
エネルギー	96 kcal
水分	36.3 g
たんぱく質	1.6 g
脂質	4.4 g
炭水化物	14.1 g
塩分	0.6 g

残渣乾燥率（％）
メイン	30分	9.7
	120分	1.7

材料（1人分）
- やさしい素材（温野菜じゃがいも）……………………40 g
- やさしい素材（温野菜にんじん）……………………10 g
- やさしい素材（いんげん）……10 g
- ★ごま油……………………2 g
- 砂糖…………………………1 g
- みりん………………………1 g
- しょうゆ…………………3.5 g
- ソフティア1SOL……………1 g

作り方
1. 細長く切ったやさしい素材（温野菜じゃがいも，にんじん，いんげん）を器に盛り付け，スチコンで解凍する．
2. ソフティア1SOLでとろみをつけた★を1にかける．

嚥下調整食レシピ集105

松葉しぐれ （長崎リハビリテーション病院） コード3

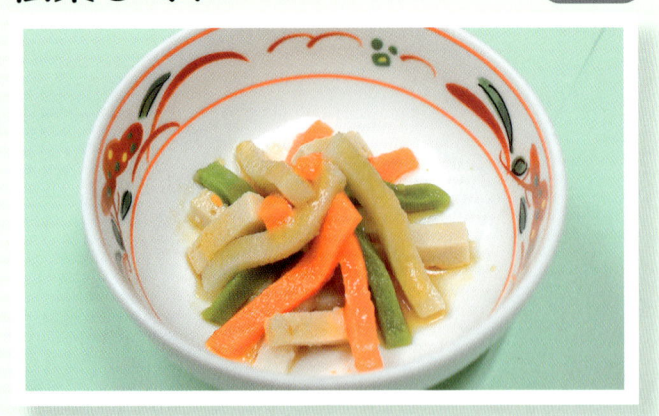

栄養価計算
エネルギー	94 kcal
水分	46.6 g
たんぱく質	1.9 g
脂質	3.8 g
炭水化物	16.2 g
塩分	0.9 g

残渣乾燥率（%）

メイン	30分	6.2
	120分	1.5

材料（1人分）
- やさしい素材（温野菜れんこん） ……… 20 g
- やさしい素材（温野菜にんじん） ……… 10 g
- やさしい素材（温野菜いんげん） ……… 10 g
- やさしい素材（ポーク）…… 30 g
- ★砂糖 ……………………… 2.5 g
- みりん …………………… 2 g
- こいくちしょうゆ ……… 2 g
- うすくちしょうゆ …… 2.5 g
- だし汁 …………………… 10 g
- 一味とうがらし ………… 0.1 g
- ごま油 …………………… 0.9 g
- ソフティア1 SOL ……… 1 g

作り方
1. やさしい素材温野菜のれんこん，にんじん，いんげんは細長く，ポークはうすく切り，器に盛り付ける．スチコンのスチーム機能のみで75℃以上まで加熱解凍する．
2. ★を火にかけ，ソフティア1 SOLでとろみをつける．
3. 1に2をかける．

ほうれんそうのお浸し （田川新生病院） コード3

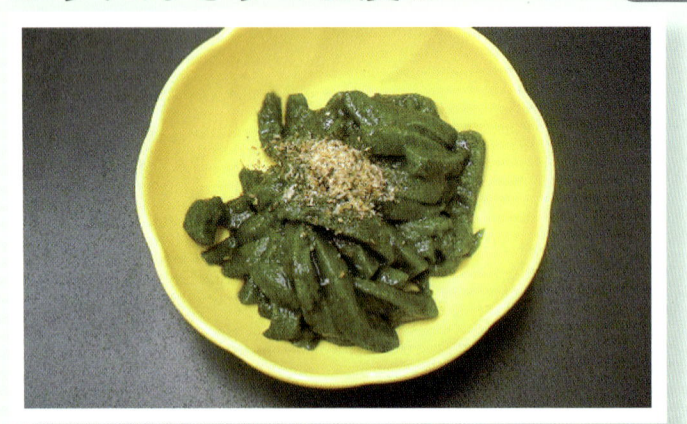

栄養価計算
エネルギー	11 kcal
水分	29.8 g
たんぱく質	0.7 g
脂質	0.1 g
炭水化物	2.1 g
塩分	0.3 g

残渣乾燥率（%）

メイン	30分	16.0
	120分	0.0

材料（1人分）
- やさしい素材（とけないほうれんそう） ……………… 30 g
- ★しょうゆ ……………… 2 g
- だし汁 …………………… 1 g
- ソフティアスーパーS …… 0.03 g
- かつお粉 ………………… 0.3 g

作り方
1. やさしい素材（とけないほうれんそう）は，半解凍の状態で拍子に切っておく．
2. 1に★を合わせて，ソフティアスーパーSでとろみをつけ，最後にかつお粉をかける．

野菜料理

かぼちゃの含め煮 (田川新生病院) コード3

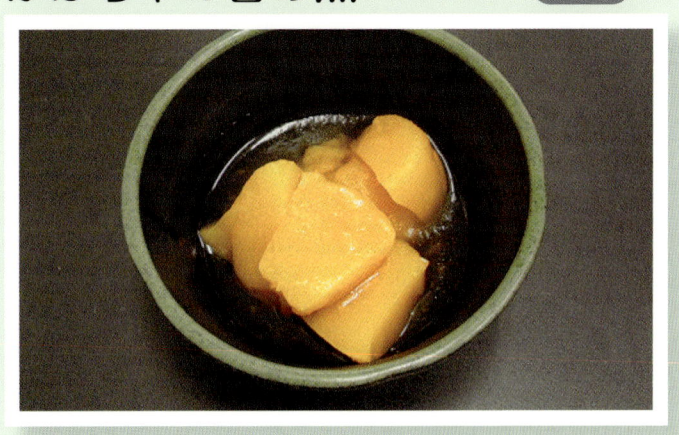

栄養価計算	
エネルギー	66 kcal
水分	58.5 g
たんぱく質	0.4 g
脂質	0.1 g
炭水化物	16.6 g
塩分	0.5 g
残渣乾燥率（％）	
メイン	30分　4.7
	120分　1.8

材料（1人分）
- ソフリそのままかぼちゃ 5個 ……… 50 g
- ★砂糖 ……… 1.5 g
- しょうゆ ……… 3.0 g
- みりん ……… 1.0 g
- 清酒 ……… 1.0 g
- だし汁 ……… 20 g
- ソフティアスーパー S ……… 適量

作り方
1. ★とだし汁を合わせる．
2. ソフリそのままかぼちゃを凍ったまま1に入れ，温かくなるまで加熱する．
3. ソフティアスーパー Sでとろみをつける．

ベジロール (熊本機能病院) コード3

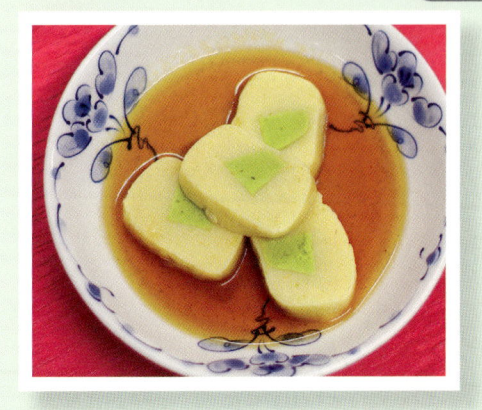

材料（1人分）
- べじのすけ ……… 60 g
- 水 ……… 60 g
- ソフティア G ……… 1 g
- ソフリ NEW やわらかエンドウ ……… 1/8 個

＜さんしょうソース＞
- しょうゆ ……… 4 g
- 赤酒（または清酒）……… 2 g
- 砂糖 ……… 1 g
- 粉さんしょう ……… 0.05 g

栄養価計算	
エネルギー	10 kcal
水分	55.0 g
たんぱく質	3.8 g
脂質	4.6 g
炭水化物	12.3 g
塩分	1.1 g
残渣乾燥率（％）	
メイン	30分　11.6
	120分　0.0

作り方
1. べじのすけに水とソフティア Gを加えてなめらかになるまでミキサーにかける．
2. 水でぬらした鍋に1を入れて，焦げ付かないようにかきまぜながら85℃に加熱する．
3. あら熱をとった2をラップにのせ，棒状に切ったソフリ NEW やわらかエンドウを芯にしてくるりと巻き，冷蔵庫で冷やし固める．
4. 適当な大きさにカットしてさんしょうソースをかける．

嚥下調整食レシピ集 105

ごま豆腐 (熊本機能病院) コード3

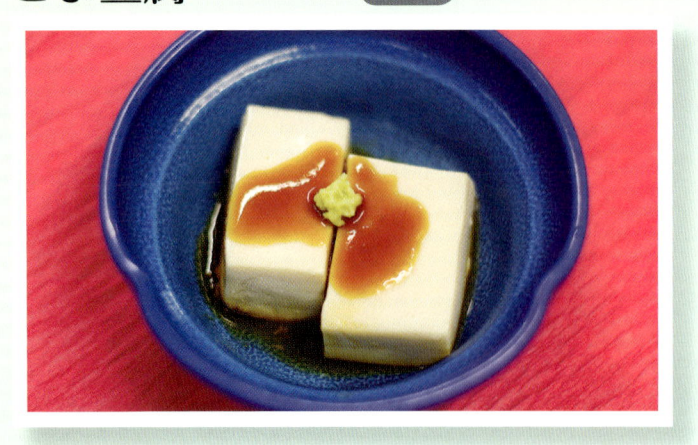

栄養価計算	
エネルギー	71 kcal
水分	66.5 g
たんぱく質	3.1 g
脂質	5.2 g
炭水化物	4.2 g
塩分	0.6 g

残渣乾燥率（%）

メイン	30分	8.3
	120分	1.1

材料（1人分）
- ねりごま……………………8 g
- 無調整豆乳………………40 g
- 水……………………………30 g
- イナアガーL………………1.0 g
- （砂糖*………………………0.7 g）

＊調整豆乳の場合は砂糖不要

作り方
1. イナアガーLと砂糖をあらかじめよく混ぜておく．
2. 水に1を溶かして火にかける．別の鍋にねりごまを溶いた豆乳を温めておく．
3. イナアガー液が85℃以上になったら，温めた豆乳を加え，よく混ぜたあと，型に流し冷やし固める．
4. 適当な大きさにカットし，好みでわさびじょうゆなどをかける．

カラフルサラダ (熊本機能病院) コード3

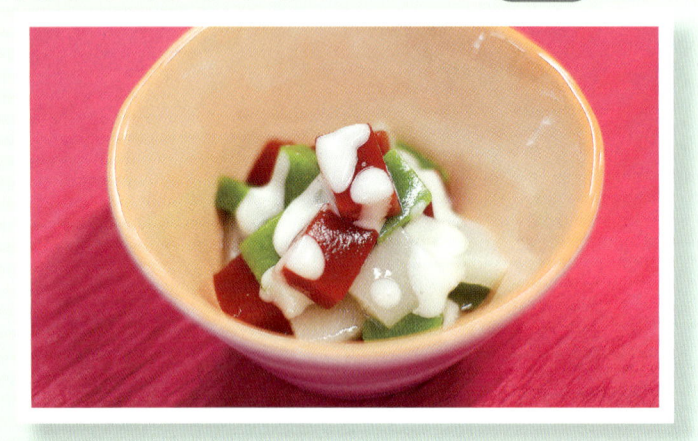

栄養価計算	
エネルギー	47 kcal
水分	284 g
たんぱく質	4.4 g
脂質	0.4 g
炭水化物	9.2 g
塩分	0.3 g

残渣乾燥率（%）

メイン	30分	15.2
	120分	0.0

材料（1人分）
- ブロッコリー……50 g ＋水 50 g
- カリフラワー……50 g ＋水 50 g
- トマトジュース……………100 g
- ソフティアG（それぞれの全体量の1%）…………………3 g
- コールスロードレッシング…8 g

作り方
1. ブロッコリー，カリフラワーは小房に分けて，それぞれやわらかくなるまでゆでる．
2. 同量の水と一緒にミキサーにかけ，ソフティアGを加えて加熱し，冷却する．
3. トマトジュースにもソフティアGを加えて加熱し，冷やし固める．
4. 2，3を適当な大きさにカットし，彩りよく盛り付けてコールスロードレッシングをかける．

卵料理

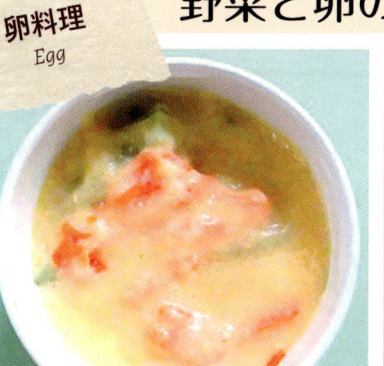

野菜と卵のソテー (公立八鹿病院) コード3

作り方
1. やさしい素材（温野菜キャベツ，にんじん）は切って器に盛る．
2. だし汁に食塩，ごま油を入れ火にかける．沸騰したら，ネオハイトロミールスリムを入れてとろみをつける．
3. 2がふつふつしてきたら，溶き卵を少しずつ流し入れかき玉状にする．
4. 1に3をかける．

材料（1人分）
やさしい素材（温野菜キャベツ）	30 g
やさしい素材（温野菜にんじん）	10 g
だし汁	50 g
食塩	0.4 g
ごま油	3 g
ネオハイトロミールスリム	1.6 g
鶏卵	0.9 g

栄養価計算
エネルギー	71 kcal
水分	22.9 g
たんぱく質	3.9 g
脂質	3.7 g
炭水化物	6.7 g
塩分	0.5 g

残渣乾燥率(%)
メイン	30分	8.4
	120分	2.1

洋風茶碗蒸し (聖マリアヘルスケアセンター) コード3

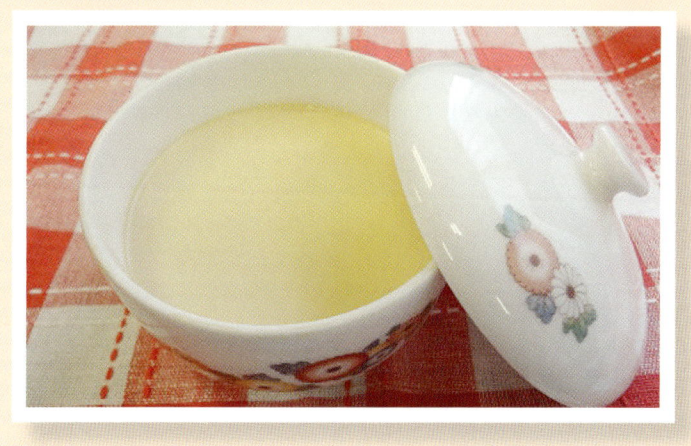

材料（1人分）
鶏卵	40 g
コンソメ	1.5 g
だし汁	60 g
食塩	0.3 g

作り方
1. 分量のだし汁から少し取り，食塩を溶かし冷ます．
2. 卵を溶いて，1とコンソメ，残りのだし汁を合わせ混ぜ，裏ごし器でこす．
3. 2を器に入れ，スチコンのスチームモードで85℃で25分蒸す．

栄養価計算
エネルギー	60 kcal
水分	90.4 g
たんぱく質	4.9 g
脂質	4.1 g
炭水化物	0.1 g
塩分	1.1 g

残渣乾燥率(%)
メイン	30分	3.2
	120分	0.6

汁物 Soup

ハヤシ風 (アマノリハビリテーション病院) コード3

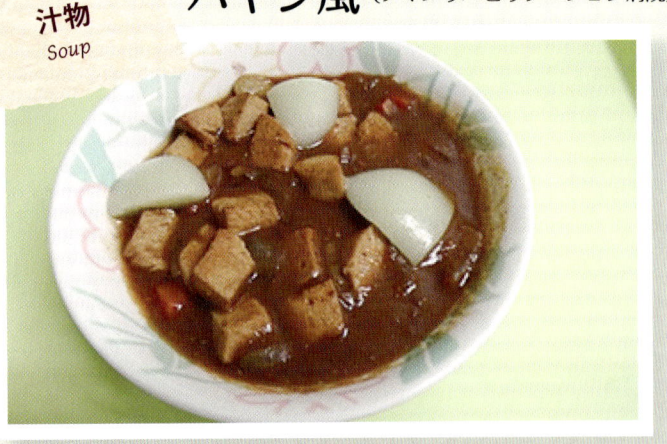

栄養価計算	
エネルギー	197 kcal
水分	11.6 g
たんぱく質	5.3 g
脂質	9.5 g
炭水化物	21.8 g
塩分	1.5 g

残渣乾燥率(%)		
メイン	30 分	7.3
	120 分	1.9

材料（1人分）

- ★やわらかポーク……… 30 g
- たまねぎ……………… 30 g
- にんじん……………… 10 g
- むきそらまめ（冷）…… 5 g
- ☆サフラワー油………… 2 g
- マーガリン…………… 1 g
- ハヤシルウ…………… 8 g
- ウスターソース……… 1.5 g
- ケチャップ…………… 2 g
- 食塩…………………… 0.3 g
- コンソメ……………… 1 g
- 水……………………… 40 g
- やさしい素材（ブロッコリー） ……………………… 10 g

作り方

1. ★を1×1×0.5 cm に切る.
2. 1をスチコンで20分蒸す.
3. 2に☆を加えて20分煮物モード.
4. 盛り付け，別に蒸したやさしい素材（ブロッコリー）を飾る.

けんちん煮 (公立八鹿病院) コード3

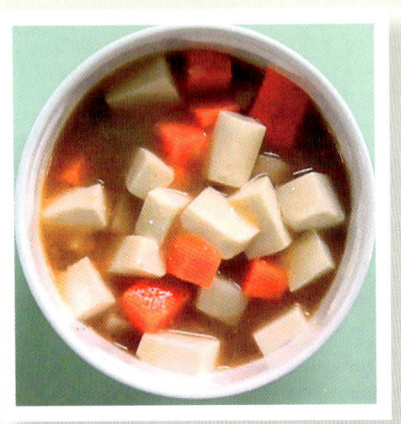

作り方

1. 絹ごし豆腐を1 cm角に切ってバットに入れ，スチコン100℃15分で加熱し，水気を切り冷ます.
2. やさしい素材（温野菜さといも，こんにゃく，にんじん）を1 cm角に切り器に盛る.
3. だし汁に★を入れ火にかけ，沸騰したらネオハイトロミールスリムでとろみをつける.
4. 2に1を盛り，3をかける.

材料（1人分）

- 絹ごし豆腐…………… 40 g
- やさしい素材（温野菜さといも） ……………………… 10 g
- やさしい素材（温野菜こんにゃく） ……………………… 10 g
- やさしい素材（温野菜にんじん） ……………………… 10 g
- ★合わせみそ………… 6 g
- うすくちしょうゆ…… 1 g
- だし汁………………… 50 g
- ネオハイトロミールスリム… 0.9 g

栄養価計算	
エネルギー	53 kcal
水分	45.5 g
たんぱく質	3.1 g
脂質	1.9 g
炭水化物	8.1 g
塩分	1 g

残渣乾燥率(%)		
メイン	30 分	10.2
	120 分	0.5

デザート

くずまんじゅう（東大阪病院） コード3

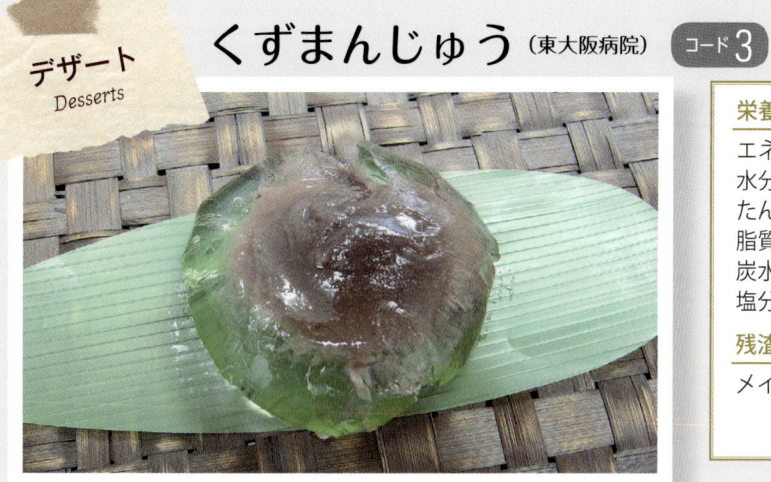

栄養価計算	
エネルギー	42 kcal
水分	72.6 g
たんぱく質	3.4 g
脂質	0.2 g
炭水化物	6.8 g
塩分	0 g

残渣乾燥率（％）

メイン	30分	0.0
	120分	0.0

材料（1人分）
- こしあん……………………25 g
- 水………………………………50 g
- ゼラチン………………………1 g
- 湯………………………………7 g

作り方
1. ゼラチンを湯で溶かす．
2. 水に1を加えて溶かす．
3. 2をバットに敷いたラップに丸く薄く広げて冷やし固める．
4. 丸めたこしあんを3で包む．

桜餅（東大阪病院） コード3

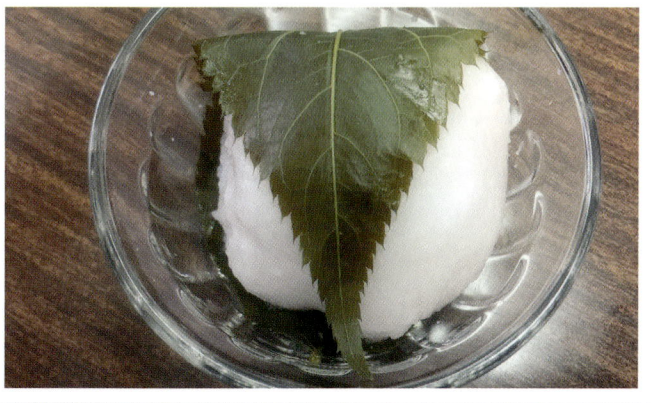

栄養価計算	
エネルギー	77 kcal
水分	57.0 g
たんぱく質	3.1 g
脂質	0.3 g
炭水化物	15.2 g
塩分	0.1 g

残渣乾燥率（％）

メイン	30分	7.8
	120分	2.8

材料（1人分）
- こしあん……………………25 g
- 全粥……………………………50 g
- 食紅……………………………少々
- 桜の葉の塩漬け………………1 枚
- ★スベラカーゼ………………1.3 g
- ソフトゼリーP………………0.8 g

作り方
1. 全粥に食紅で色を付ける．
2. 1に★を加え，バットに敷いたラップに丸く薄く広げて冷やし固める．
3. 丸めたこしあんを2で包む．
4. 桜の葉の塩漬けで3を包む．

※桜の葉は提供前に必ず取り除くこと．

きな粉ゼリー （聖マリアヘルスケアセンター） コード3

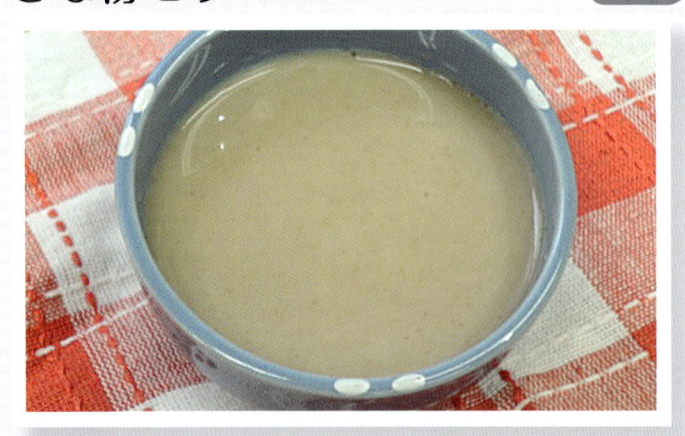

栄養価計算	
エネルギー	146 kcal
水分	129.6 g
たんぱく質	5.8 g
脂質	3.0 g
炭水化物	24.1 g
塩分	0.2 g
残渣乾燥率（％）	
メイン	30分　0.0
	120分　0.0

材料（1人分）
- 濃厚流動食 …………………… 75 g
- きな粉 …………………………… 3 g
- 砂糖 …………………………… 1.7 g
- ゼラチン ………………………… 2 g
- 水 ……………………………… 30 g

作り方
1. ゼラチンを水でふやかしておく．
2. 濃厚流動食にきな粉・砂糖を，だまにならないように混ぜ合わせる．
3. 1を湯煎にかけ，粒がなくなるまで溶かす．
4. 2を沸騰させないように温め，火を止め3を加える．
   ＊火が強いと，きな粉が焦げるので注意が必要．
5. 4を氷水にあてて冷まし，とろみがついたら器に流し入れる．

やわらかチョコ （西宮協立リハビリテーション病院） コード3

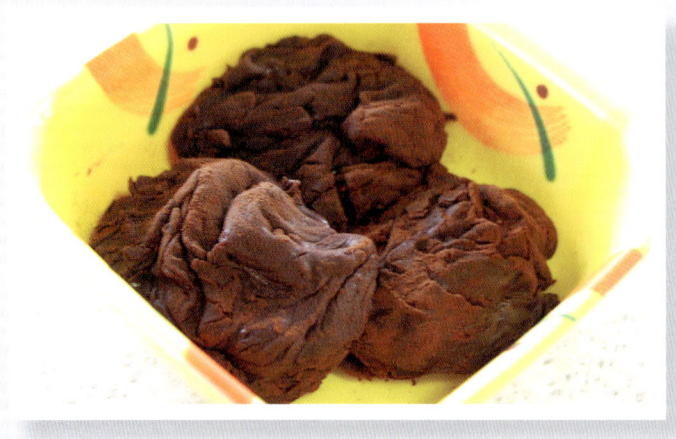

栄養価計算	
エネルギー	222 kcal
水分	12.5 g
たんぱく質	2.5 g
脂質	15.3 g
炭水化物	14.1 g
塩分	0.1 g
残渣乾燥率（％）	
メイン	30分　8.7
	120分　2.9

材料（1人分）
- 板チョコレート（ビター）…… 25 g
- 生クリーム …………………… 15 g
- ラム酒 ………………………… 7.5 g
- ココア粉末 …………………… 適宜

作り方
1. 板チョコレートを細かく刻む．
2. 1を湯煎にかける．
3. 別の鍋で生クリームを火にかけ，沸騰する手前まで温め，2を加えて混ぜる．
4. 均一に混ざったらラム酒を加えて混ぜる．
5. バットに入れて冷やす．
6. 丸めてココア粉末を表面にまぶす．

その他 Others

たこ焼き風 (西宮協立リハビリテーション病院) コード3

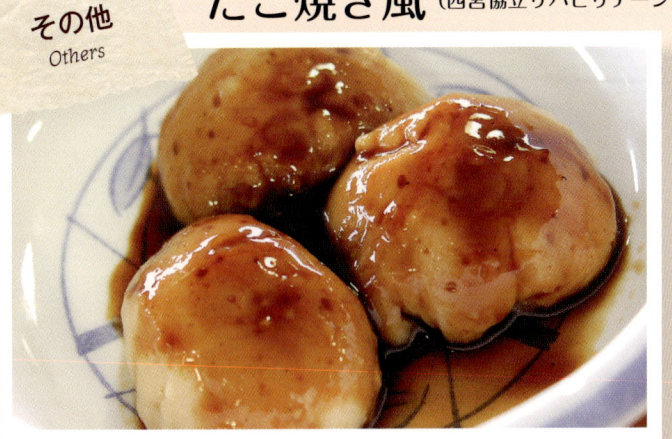

栄養価計算

エネルギー	97 kcal
水分	30.0 g
たんぱく質	3.6 g
脂質	3.1 g
炭水化物	13.6 g
塩分	0.7 g

残渣乾燥率(%)

メイン	30分	13.6
	120分	2.4

材料(1人分)

- ソース付き冷凍たこ焼き……60 g
- だし汁…………………………30 g
- スベラカーゼライト …………1.4 g
- 粉末だし………………………0.5 g

作り方

1. たこ焼きはレンジで加熱し,たこを抜いておく(たこは使わない).
2. 1にだし汁・スベラカーゼライトを加え,ミキサーにかける.
3. 味をみて粉末だしを加えて混ぜる.
4. 鍋に移し加熱する.
5. ラップに包んで茶巾にし,冷やし固める.
6. 固まったらラップを取り外し,付属のソースをぬる.

ミックスピザ (西宮協立リハビリテーション病院) コード3

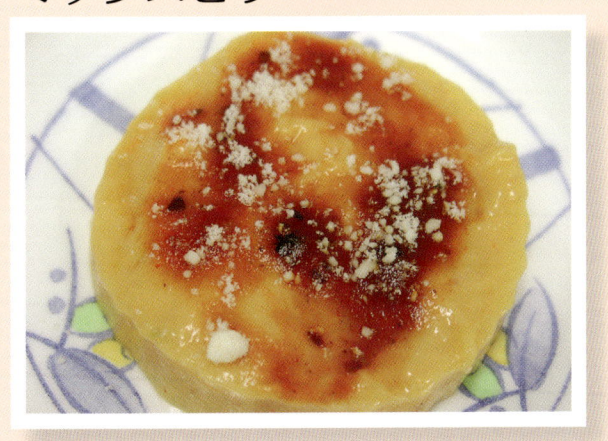

栄養価計算

エネルギー	139 kcal
水分	37.0 g
たんぱく質	6.3 g
脂質	6.1 g
炭水化物	14.6 g
塩分	0.9 g

残渣乾燥率(%)

メイン	30分	15.8
	120分	1.9

材料(1人分)

- ★冷凍ミックスピザ…………40 g
- │牛乳……………………………40 g
- │だし汁…………………………40 g
- │スベラカーゼライト …………1.6 g
- コンソメ………………………適宜
- ピザソース……………………2.5 g
- 粉チーズ………………………0.3 g

作り方

＊ミックスピザはあらかじめレンジで加熱しておく.

1. ★をミキサーにかける
2. 味をみてコンソメを加えて混ぜる.
3. 鍋に移し加熱する.
4. バットに入れて冷やし固める.
5. 固まったらセルクル型で抜く.
6. ピザソースをぬり,粉チーズをふる.

マッシュポテトグラタン (登美ヶ丘リハビリテーション病院) コード3

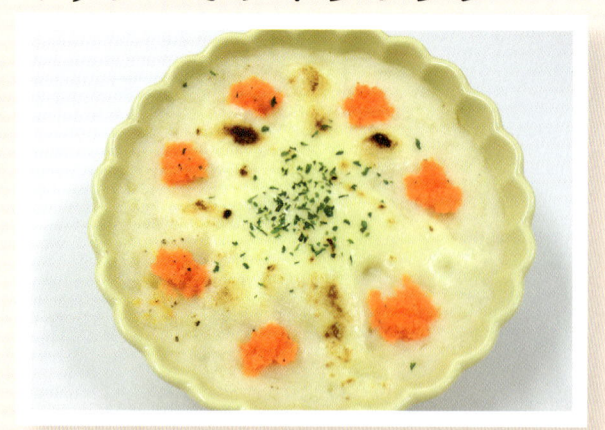

栄養価計算	
エネルギー	187 kcal
水分	124 g
たんぱく質	6.0 g
脂質	9.5 g
炭水化物	18.8 g
塩分	1.4 g

残渣乾燥率(%)

メイン	30 分	5.5
	120 分	2.8

材料（1人分）

- じゃがいも……… 60 g
- コンソメ………… 0.5 g
- 水………………… 適宜
- にんじん………… 10 g

<ホワイトソース>

- ★牛乳……………… 70 g
- バター……………… 5 g
- 小麦粉……………… 5 g
- 食塩……………… 0.8 g
- こしょう………… 0.01 g
- スライスチーズ…… 10 g
- 乾燥粉パセリ…… 0.01 g

作り方

1. じゃがいもはコンソメスープでやわらかくなるまで煮，マッシュする．
2. にんじんはすりおろす．
3. ★を合わせ，ホワイトソースを作る．
4. 器に1を盛りつけ，3を上からかける．
5. 4に2とスライスチーズをのせて，オーブン（210℃くらい）でスライスチーズに焦げ目がつくまで5分ほど焼き，乾燥粉パセリをふる．

肉・だいず料理

肉・だいず料理
Meat & Soybeans

チンジャオ風 (アマノリハビリテーション病院) コード4

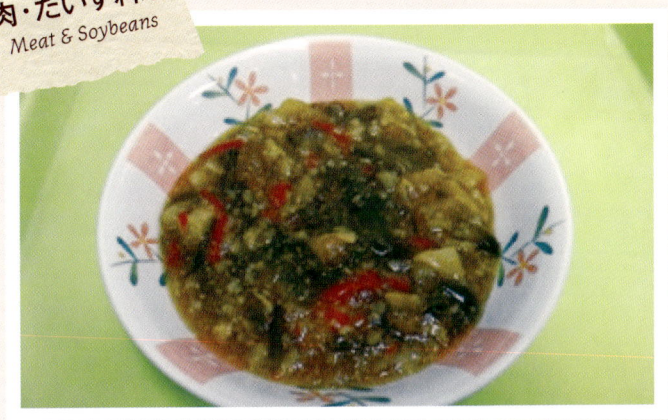

栄養価計算

エネルギー	135 kcal
水分	98.7 g
たんぱく質	4.5 g
脂質	6.9 g
炭水化物	13.6 g
塩分	0.4 g

残渣乾燥率(%)

メイン	30分	27.7
	120分	2.7

材料(1人分)

- ★やわらかポーク……………25 g
- ピーマン……………………20 g
- 赤ピーマン…………………10 g
- カリフラワー………………20 g
- ☆サラダ油……………………2 g
- ごま油………………………1 g
- チンジャオの素……………7 g
- だし汁………………………30 g

作り方

1. ★を1×1×0.5 cmに切る.
2. スチコンで20分蒸す.
3. ☆を加えて20分煮物モード.
4. 盛り付ける.

鶏肉の赤ワインソース (公立八鹿病院) コード4

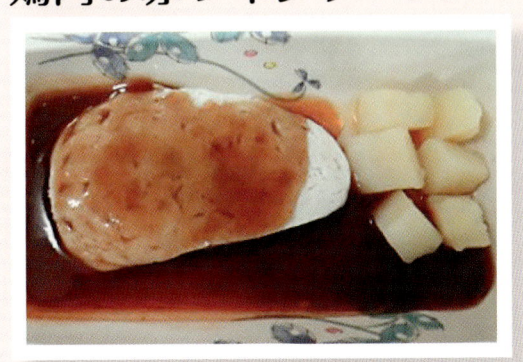

材料(1人分)

- New 素材 de ソフト 鶏むね肉……………………60 g
- 赤ワイン……………16 g
- コンソメ……………0.4 g
- 水……………………40 g
- ネオハイトロミールスリム……………………0.5 g

＜付け合わせ＞
- じゃがいも…………30 g
- ★だし汁……………30 g
- うすくちしょうゆ 0.6 g
- みりん………………1 g

作り方

1. New 素材 de ソフト鶏むね肉をスチコンで15分蒸す.
2. じゃがいもは1.5 cm角に切り,圧力鍋に★とともに入れて火にかける.蒸気が出たら弱火にし,10分加熱する.
3. 別の鍋に赤ワインを入れて煮切ってアルコールをとばし,水,コンソメを入れてひと煮立ちしたら火を止める.ネオハイトロミールスリムでとろみをつける.
4. 1と2を器に盛り付け,3の赤ワインソースをかける.

栄養価計算

エネルギー	113 kcal
水分	44.3 g
たんぱく質	11.3 g
脂質	0.7 g
炭水化物	11.6 g
塩分	1.2 g

残渣乾燥率(%)

メイン	30分	12.8
	120分	5.8
付け合わせ	30分	16.6
	120分	1.8
ソース	30分	12
	120分	3.5

嚥下調整食レシピ集105

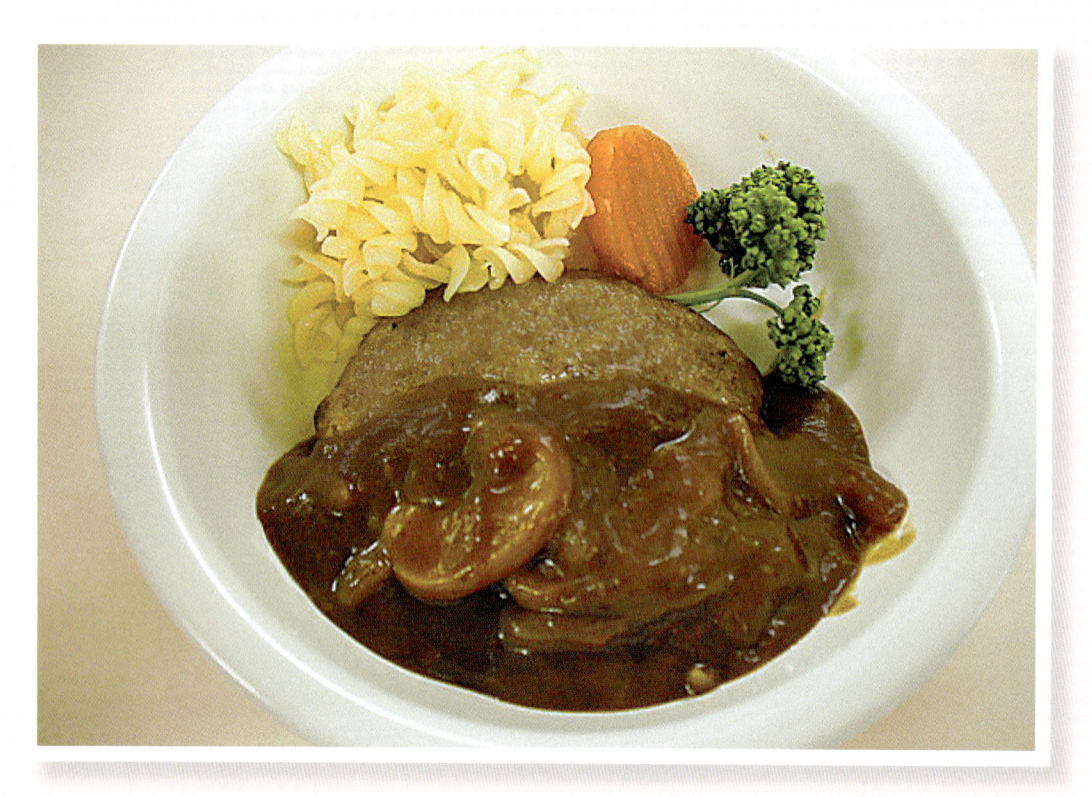

ハンバーグ （いわてリハビリテーションセンター） コード4

材料（1人分）

ハンバーグ	80 g
だし汁	10％量
たまねぎ	20 g
ソフティアG	材料の1.3％量
やわらかしいたけやん	18 g
サラダ油	0.5 g
デミグラスソース	30 g
ケチャップ	5 g
トロミパワースマイル	適量

＜付け合わせ＞

マカロニ	8 g
食塩	0.1 g
こしょう	0.01 g
花形キャロりん	7 g
砂糖	1 g
パセリ	0.1 g

栄養価計算

エネルギー	275 kcal
水分	113.4 g
たんぱく質	14.0 g
脂質	12.9 g
炭水化物	26.4 g
塩分	1.6 g

残渣乾燥率（％）

メイン	30分	55.1
	120分	11.8
付け合わせ	30分	78.8
	120分	12.4

作り方

1. みじん切りにしたハンバーグに，10％量のだし汁と1.3％量のソフティアGとを混ぜ合わせ80℃以上まで加熱する．
2. 1をハンバーグ型に成形する．
3. たまねぎをみじん切りにし，1と同様にだし汁とソフティアGを混ぜ加熱する．
4. 3をラップを敷いた型に厚さ1 cmに平らに入れ，冷やし固まったら，スライス状に切る．
5. やわらかしいたけやんもスライス状に切る．
6. とろみをつけたソースにたまねぎ，しいたけやんをからめ，ハンバーグにかける．
7. 付け合わせのマカロニはゆでて味を付け，刻み盛り付ける．
8. 花形キャロりんは砂糖で味を付けて盛り付ける．

肉・だいず料理

だいずの煮もの（東大阪病院） コード4

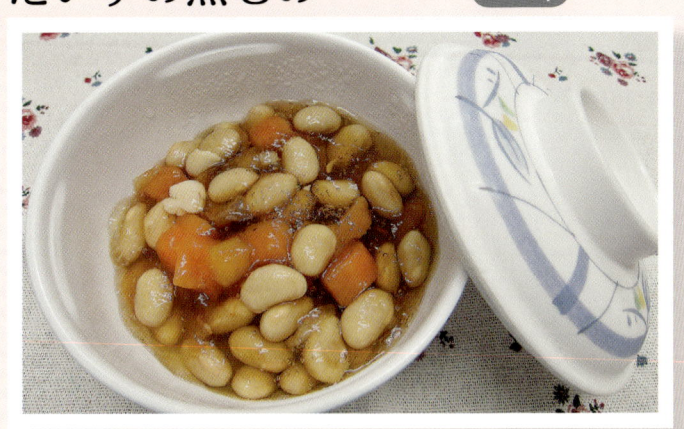

栄養価計算

エネルギー	96 kcal
水分	75.6 g
たんぱく質	6.7 g
脂質	3.6 g
炭水化物	9.9 g
塩分	0.6 g

残渣乾燥率（%）

メイン	30分	71.9
	120分	6.6

材料（1人分）

- だいず（水煮）……………… 40 g
- にんじん…………………… 20 g
- ★こいくちしょうゆ………… 4 g
- 　砂糖…………………………2 g
- 　昆布だし顆粒……………0.5 g
- つるりんこ Quickly
  　……………煮汁 25 g に対し 1 g

作り方

1. にんじんを 5 mm〜1 cm 角に切り、5 分下ゆでする。
2. だいず、にんじん、★を合わせ、圧力鍋で 40 分煮る。
3. つるりんこ Quickly で煮汁にとろみをつける。

コード4

嚥下調整食レシピ集 105

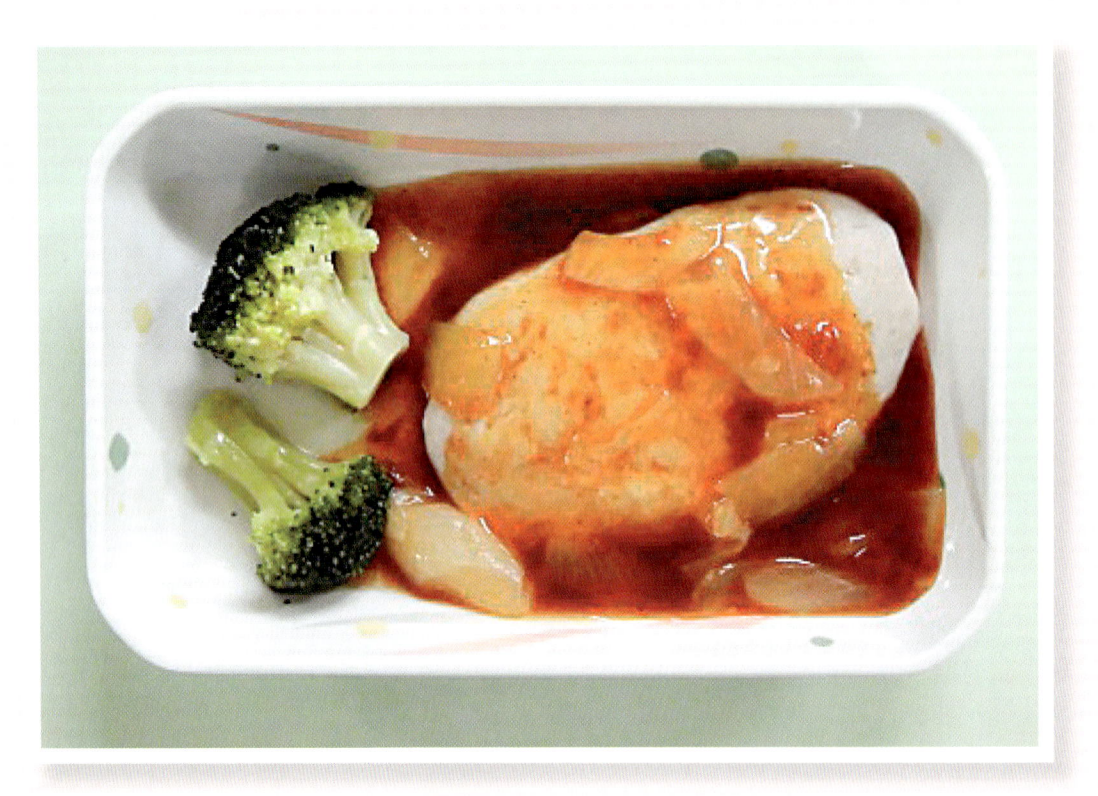

豚チャップ (公立八鹿病院) コード4

材料（1人分）

ソフト豚ロース	60 g（1枚）
たまねぎ	30 g
サラダ油	3 g
ケチャップ	5 g
ウスターソース	5 g
デミグラスソース	5 g
ブロッコリー	30 g
無塩バター	5 g
砂糖	5 g
水	40 g
ネオハイトロミール	0.4 g
ブロッコリー	30 g
★水	30 g
バター	2 g
砂糖	5 g
食塩	0.2 g

栄養価計算

エネルギー	230 kcal
水分	63.6 g
たんぱく質	9.5 g
脂質	14.4 g
炭水化物	14.0 g
塩分	1.2 g

残渣乾燥率（%）

メイン	30分	47.5
	120分	6.8
付け合わせ	30分	16.8
	120分	2.7
ソース	30分	13.0
	120分	3.3

作り方

1. ソフト豚ロースはスチコンで15分蒸す．
2. たまねぎは千切りにして圧力鍋でサラダ油で炒め，ひたひたの水（分量外）を入れて火にかける．蒸気が出たら弱火で10分加熱，圧力が抜けたらザルにあげ，水分を切る．
3. 圧力鍋にブロッコリーと★を入れ，火にかける．蒸気が出たら弱火にして5分加熱する．
4. 別鍋に分量の水とソースの調味料，ネオハイトロミールを入れて加熱してとろみをつけ 2 のたまねぎを入れる．
5. 1,3 を器に盛り付け，4 をかける．

肉・だいず料理

麻婆豆腐 (公立八鹿病院) コード4

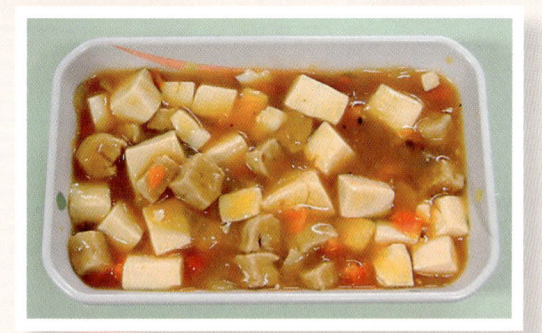

材料（1人分）
- 絹ごし豆腐……70 g
- ソフミート（とり）……30 g
- にんじん……10 g
- たまねぎ……20 g
- 合わせみそ……6 g
- ケチャップ……5 g
- 麻婆豆腐の素……0.5 g
- 鶏がらスープの素……0.5 g
- サラダ油……2 g
- 水……50 g
- ネオハイトロミール……0.5 g

栄養価計算
エネルギー	158.6 kcal
水分	156.4 g
たんぱく質	7.1 g
脂質	10.3 g
炭水化物	9.1 g
塩分	0.9 g

残渣乾燥率（%）
メイン	30分	21.9
	120分	5.0

作り方
1. ソフミート（とり）をホテルパンにのばし，スチコンで15分蒸した後，1 cm角に切る．
2. 絹ごし豆腐は1 cm角に切り，下ゆでする．
3. にんじんはいちょう切り，たまねぎはみじん切りにし，ひたひたの水（分量外）を加えて圧力鍋にかける．蒸気が出たら弱火にし，10分加熱する．圧力が抜けたらザルにあけ水分を切る．
4. 別鍋に分量の水と調味料を入れ加熱し，ひと煮立ちしたらネオハイトロミールでとろみをつける．
5. 4に1，2，3を入れ，混ぜ合わせる．

鶏シューマイ (合志第一病院) コード4

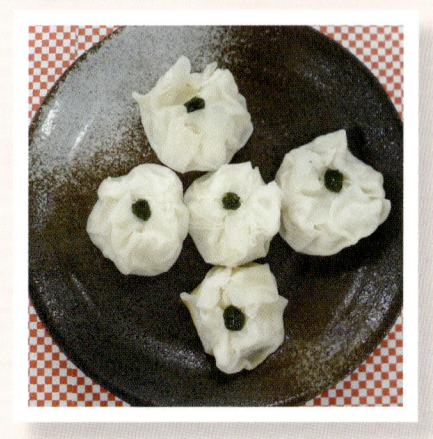

材料（1人分）
- ★鶏肉……20 g
- 豆腐……30 g
- はんぺん……10 g
- たまねぎ……20 g
- しょうが……2 g
- 砂糖……1 g
- 食塩……0.5 g
- シューマイの皮……5枚
- サラダ油……適宜
- ほうれんそう……3 g
- ソフティアS……3%程度

作り方
1. 豆腐を水切りする．
2. たまねぎは粗みじんに切る．
3. ★を混ぜ，ミキサーで撹拌する．
4. シューマイの皮に少量の油をぬり，3をスプーンでのせて，成形する．外面の底にも少量の油を塗ってスチコンで蒸す．
5. ほうれんそうをゆで，ミキサーにかけてソフティアSで適度なとろみをつける．蒸しあがったシューマイの中央に飾る．

栄養価計算
エネルギー	125 kcal
水分	55.3 g
たんぱく質	7.4 g
脂質	5.6 g
炭水化物	10.1 g
塩分	0.7 g

残渣乾燥率（%）
メイン	30分	32.4
	120分	8.5

嚥下調整食レシピ集 105

豚肉のカレー風味 （三友堂リハビリテーションセンター） コード4

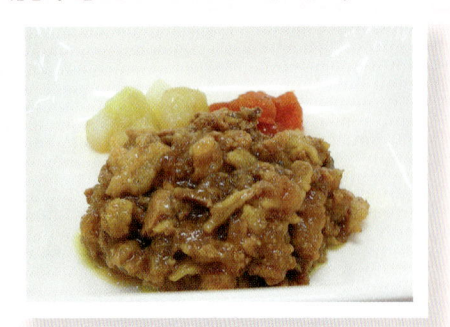

栄養価計算		残渣乾燥率（%）		
エネルギー	184 kcal	メイン	30分	44.5
水分	116 g		120分	11.9
たんぱく質	12.9 g	付け合わせ	30分	75.5
脂質	10.2 g		120分	7.6
炭水化物	8.9 g			
塩分	0.9 g			

材料（1人分）

- 豚かたスライス……… 60 g
- たまねぎ（縦1/2スライス）……… 50 g
- にんにく……… 0.5 g
- ★食塩……… 0.3 g
- こしょう……… 0.01 g
- 清酒……… 3 g
- カレー粉……… 0.5 g
- 減塩こいくちしょうゆ……… 6 g
- ごま油……… 0.5 g

＜付け合わせ＞
- ブロッコリー（茎）… 20 g
- 重曹……… 少々
- サラダ油……… 0.5 g
- 食塩……… 0.1 g
- こしょう……… 0.01 g
- にんじん……… 10 g
- 砂糖……… 1.5 g
- バター……… 0.3 g

作り方

1. フライパンにごま油とにんにくを熱し，香りが出たら1cm幅に切った肉を入れ，炒める．
2. 圧力鍋に★と水を入れ，沸騰したら1とたまねぎを入れ，蓋をし蒸気が出てから中火で15分．火を止め圧力が抜けるのを待ち，ふたを開け煮詰める．
3. ブロッコリーは茎の皮をむき，1cm角に切り重曹を入れた湯（水1Lに2.5g1/4杯）でゆでてから，炒め塩こしょうする．
4. にんじんは下ゆで後，砂糖を加え煮て汁気がなくなったらバターを加える．

チキンナゲット （周南リハビリテーション病院） コード4

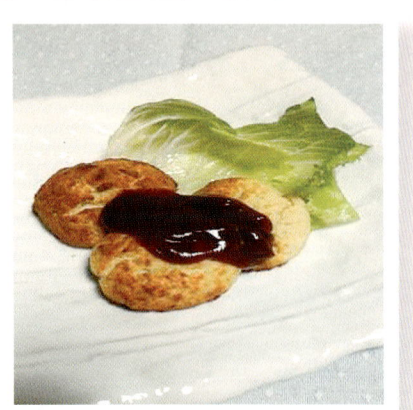

材料（1人分）

- 鶏むね肉…1/2枚 150 g
- 高野豆腐……1枚 16.5 g
- ながいも… 15 cm 100 g
- ☆めんつゆ……… 大1
- ごま油……… 小1
- しょうが……… 少々
- ★ケチャップ……… 3 g
- お好みソース……… 2 g

作り方

1. 高野豆腐を水で戻す．
2. 鶏むね肉をボイルする．
3. 鶏むね肉，高野豆腐，ながいもそれぞれを一口大程度にカットし，☆とともにミキサーにかける．
4. ミキサーにかけた材料大さじ1杯程度ずつ，オーブンシートにのせる（絞り袋に入れ絞ってもよい）．
5. トースターで10分程度焼く．
6. ★でソースを作り，添える．

栄養価計算		残渣乾燥率（%）		
エネルギー	359 kcal	メイン	30分	21.6
水分	212.1 g		120分	6.8
たんぱく質	44.3 g			
脂質	12.1 g			
炭水化物	16.4 g			
塩分	0.5 g			

肉・だいず料理

ロールキャベツ (小原病院) コード4

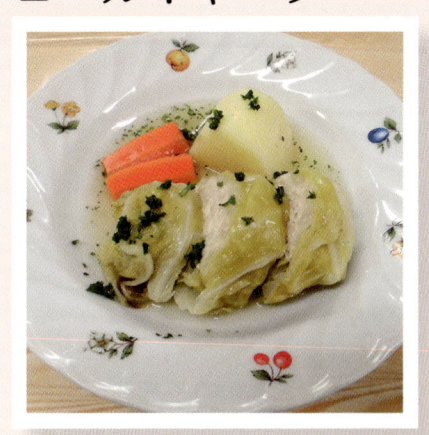

材料（1人分）

キャベツ	80 g
<肉種のもと>	
たまねぎ	20 g
サラダ油	1 g
★合びき	40 g
木綿豆腐	20 g
パン粉	2 g
鶏卵	3 g
食塩0.4 g・こしょう	少々
にんじん	30 g
じゃがいも	50 g
☆チキンコンソメ	2.5 g
食塩	0.5 g
ローリエ 適量・こしょう少々・水50 g・パセリ適量	

作り方

1. キャベツは太い芯の部分は除き，巻きやすいかたさまでゆでる．
2. たまねぎをみじん切りにし，水分がなくなるくらいまで炒める．
3. 2と残りの肉種のもとの材料を混ぜ合わせる．
4. 1で3を包み，ホテルパンに並べ，にんじん，じゃがいも，☆を入れスチコンのコンビモードで150℃加湿100%にして40分加熱する．
5. 加熱後，みじん切りにしたパセリを加える．

栄養価計算

エネルギー	203 kcal
水分	265 g
たんぱく質	13.1 g
脂質	8.8 g
炭水化物	19.2 g
塩分	2 g

残渣乾燥率（%）

メイン	30分	38.2
	120分	8.9
付け合わせ	30分	25.0
	120分	5.0

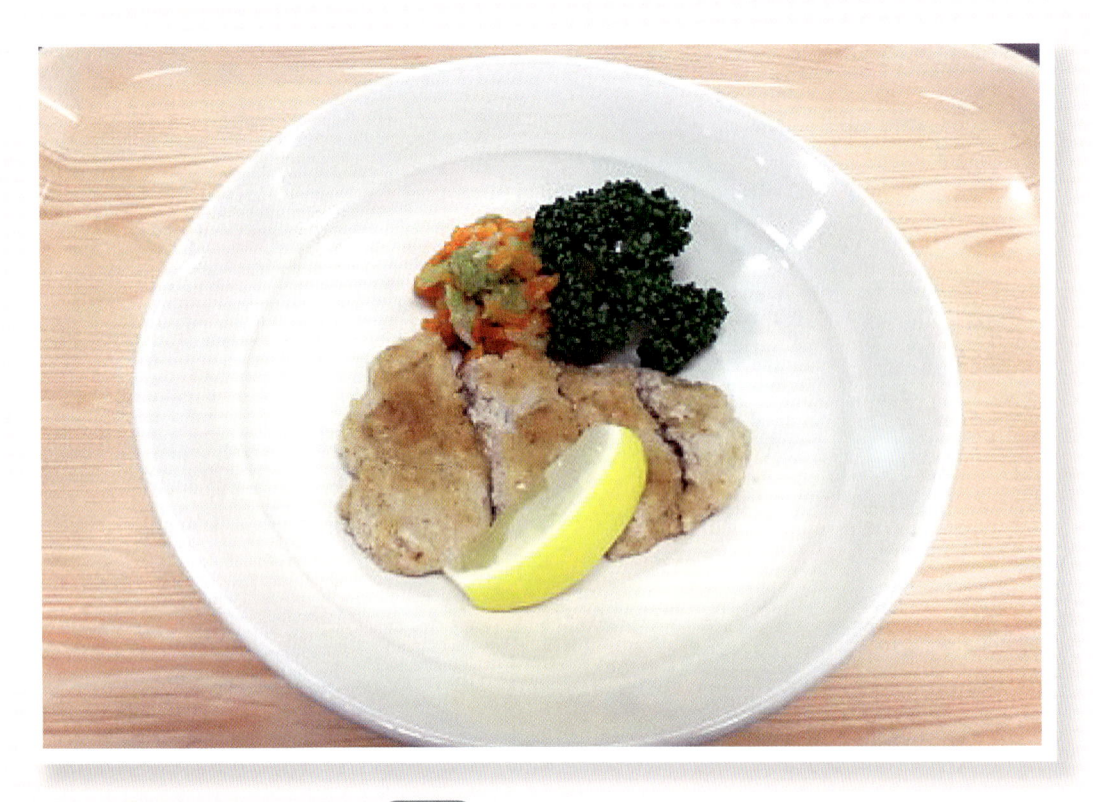

ヒレカツ風 (小原病院) コード4

材料（1人分）

<肉のもと>
- たまねぎ……………40 g
- サラダ油……………1 g
- 豚ヒレひき肉………50 g
- ★木綿豆腐…………15 g
- マヨネーズ…………5 g
- 食塩…………………0.1 g
- おろししょうが適量
- つるりんこ…………1 g
- トレハロース………1 g

- 小麦粉………………3 g
- 鶏卵…………………6 g
- パン粉………………3 g
- 油……………………6 g
- コンソメ……………1 g
- 水……………………10 g

<付け合わせ>
- キャベツ……………30 g
- にんじん……………10 g
- レモン………………1/8 個
- パセリ………………1 g
- だしわりしょうゆ
  …………………3 g

栄養価計算	
エネルギー	277 kcal
水分	138 g
たんぱく質	15.1 g
脂質	17.0 g
炭水化物	15.9 g
塩分	0.7 g

残渣乾燥率(%)		
メイン	30分	34.3
	120分	9.9
付け合わせ	30分	49.0
	120分	2.1

作り方

1. たまねぎをみじん切りにし，水分がなくなるくらいまで炒める．
2. ひき肉をプロセッサーにかける（二度ひき）．
3. 1，2に★も加え，プロセッサーで混ぜる．
4. 3を1 cmの厚さになるように成形しスチコンのスチームモードで7分程度加熱．
5. パン粉はプロセッサーにかけて細かくし，キツネ色になるまで炒る．
6. 4に小麦粉，鶏卵，パン粉をつけて油通しする．
7. 湯にコンソメを溶いて，6をパン粉のぱさつきがなくなる程度に浸す．
8. にんじん，キャベツは芯など取り除き，やわらかくなるまでゆでる．

肉・だいず料理

豚肉のみそ焼き (小原病院) コード4

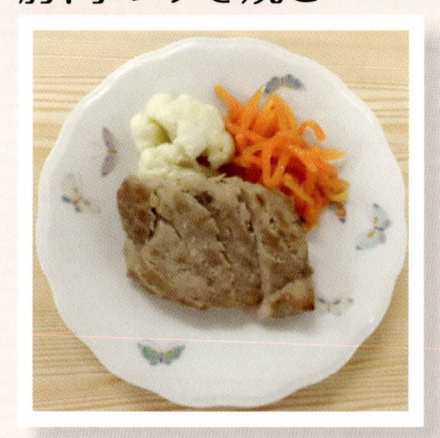

材料（1人分）

豚ヒレ	60 g
ヴィネッタ	0.5 g
清酒	2 g
水	30 g
★みそ	5 g
しょうゆ	1 g
砂糖	2 g
みりん	1 g
清酒	2 g

＜付け合わせ＞

カリフラワー	30 g
☆だし汁	3 g
しょうゆ	1.5 g
にんじん	30 g
▲しょうゆ	1.5 g
みりん	0.5 g
油	1 g

栄養価計算

エネルギー	124 kcal
水分	110 g
たんぱく質	15.5 g
脂質	2.2 g
炭水化物	9.3 g
塩分	1.1 g

残渣乾燥率（％）

メイン	30分	104.4
	120分	71.9
付け合わせ	30分	83.6
	120分	17.5

作り方

1. 豚ヒレをヴィネッタ，清酒，水に1時間漬け込む．
2. 1の水気を切り，★に漬け込み，スチコンのコンビモードで180℃加湿80% 8分加熱．
3. カリフラワーをゆで，☆をあえる．
4. にんじんを▲で炒め，味を付ける．

カツ煮 (船橋市立リハビリテーション病院) コード4

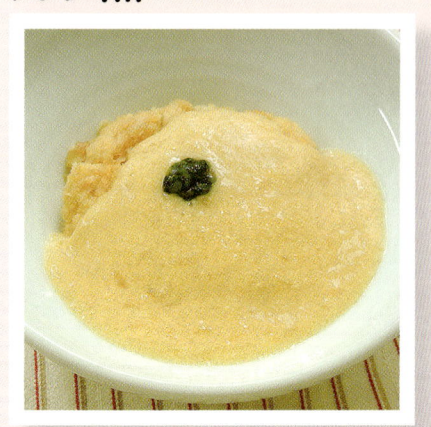

材料（1人分）

冷凍メンチカツ	60 g
サラダ油	10 g
たまねぎ	30 g
糸みつ葉	2 g
つるりんこ	適量
★だし	40 g
こいくちしょうゆ	3 g
砂糖	3 g
食塩	0.3 g
かたくり粉	1 g
鶏卵	25 g

栄養価計算

エネルギー	274 kcal
水分	122.6 g
たんぱく質	9.7 g
脂質	16.9 g
炭水化物	19.8 g
塩分	1.4 g

残渣乾燥率（％）

メイン	30分	63.5
	120分	13.6

作り方

1. 糸みつ葉は5mm幅にカット．茎の部分がやわらかくなるまでしっかりとゆで，つるりんこでとろみをつける．
2. たまねぎは繊維を断ち切るように2～3cmの長さにスライスする．
3. 2を★と合わせ，舌で潰せるかたさになるまでよく煮る．その後，水溶きかたくり粉でとろみをつける．
4. 3に鶏卵を溶いて入れる．
5. メンチカツを油で揚げ，分量外のだし汁に浸し，衣をやわらかくした後，一口大にカット．
6. 5を器に盛り，4のあんをかけて糸みつ葉を飾る．

嚥下調整食レシピ集 105

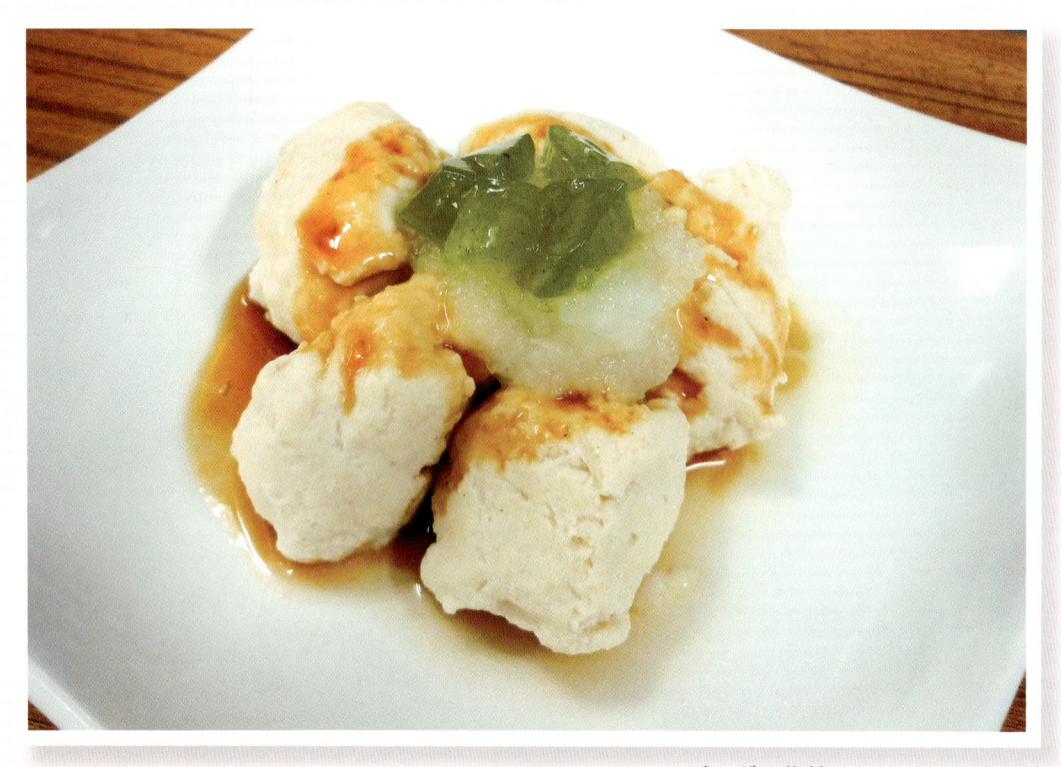

ふんわり肉団子（大分東部病院） コード4

※ハンバーグの物性はコード3に近いが付け合わせをかけることでコード4

材料（1人分）

★鶏ミンチ	18 g
豚ミンチ	8 g
木綿豆腐	15 g
たまねぎ	15 g
ながいも（すりおろし）	30 g
鶏卵	3 g
パン粉	3 g
牛乳	3 g
食塩	0.2 g
こしょう	0.2 g
だし汁	70 g
うすくちしょうゆ	1.5 g

＜付け合わせ＞

☆だいこんおろし	30 g
水	5 g
ミキサーゲル	0.5 g
▲大葉	0.2 g
水	10 g
ミキサーゲル	0.15 g
酢	1.5 g
みりん風調味料	0.1 g
こいくちしょうゆ	1 g
かたくり粉	0.15 g
水	0.3 g

栄養価計算

エネルギー	109 kcal
水分	203.4 g
たんぱく質	8.8 g
脂質	4.0 g
炭水化物	8.6 g
塩分	0.6 g

残渣乾燥率（％）

メイン	30分	22.8
	120分	5.6
付け合わせ	30分	63.9
	120分	15.9

作り方

1. ★をミキサーに入れ，なめらかになるまで，撹拌する．
2. だし汁にうすくちしょうゆを入れ，沸騰したら1をスプーンですくって落とす．
3. 火が通ったら，引き上げ水気を切っておく．
4. ☆を混ぜ合わせておく．
5. ▲をミキサーで撹拌し固める．
6. 酢，みりん風調味料，こいくちしょうゆを火にかけ，水溶きかたくり粉でとろみをつける．
7. 器に3をのせ6をかけ，4と5を盛り付ける．

肉・だいず料理

鶏天 (長崎リハビリテーション病院) コード4

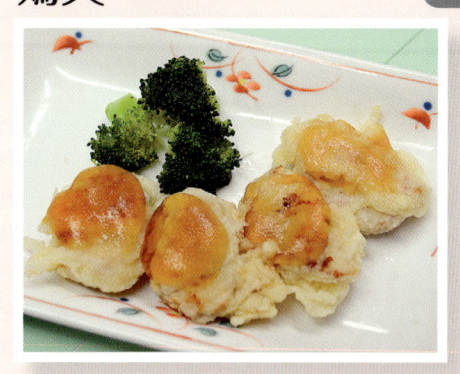

栄養価計算
エネルギー	107 kcal
水分	129 g
たんぱく質	13.1 g
脂質	2.9 g
炭水化物	6.4 g
塩分	1.6 g

残渣乾燥率(%)
メイン	30分	35.1
	120分	13.8
付け合わせ	30分	53.4
	120分	3.9

材料（1人分）
- 鶏もも……60 g
- ★おろしにんにく……0.3 g
- ┃清酒……3.0 g
- ┃うすくちしょうゆ……2.0 g
- 酢……5.5 g
- レモン汁……2.0 g
- しょうゆ……6.5 g
- マスタード粉……0.5 g
- ソフティア1 SOL……1 g

＜付け合わせ＞
- ブロッコリー……30 g
- ノンオイルドレッシング……5.0 g
- ☆鶏卵……3.5 g
- ┃水……23 g
- ┃小麦粉……8 g

作り方
1. 鶏ももは12時間ヴィネッタにつけ60℃洗いし★とともに真空パックに詰める．
2. 81℃に設定した湯煎機（スービークッカー）で12時間湯煎する．
3. 2の肉を5等分ぐらいに切り，☆をつけて揚げる．
4. 酢，レモン汁，しょうゆ，マスタード粉を混ぜソフティア1 SOLでとろみをつけて3の上からかける．
5. 付け合わせを盛り付ける．

豚肉の塩炒め (長崎リハビリテーション病院) コード4

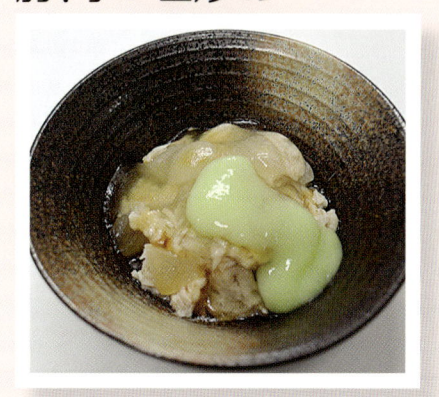

栄養価計算
エネルギー	45 kcal
水分	68.7 g
たんぱく質	2.9 g
脂質	2.3 g
炭水化物	2.6 g
塩分	0.6 g

残渣乾燥率(%)
メイン	30分	36.1
	120分	2.5

材料（1人分）
- だいこん……60 g
- 豚もも……12 g
- ★食塩……0.04 g
- ┃水……0.6 g
- ┃清酒……0.6 g
- ┃重曹……0.02 g
- ☆清酒……2.5 g
- ┃食塩……0.3 g
- こしょう……0.01 g
- こいくちしょうゆ……1.2 g
- しょうが汁……0.5 g
- ソフティアS……2 g

＜ソース＞
- えだまめ……10 g
- だし汁……20 g
- ソフティア1 SOL……1 g

作り方
1. 1 cm角に切っただいこんはやわらかくなるまでじっくりゆでる．
2. 豚ももは12時間ヴィネッタにつけ60℃洗いし★とともに真空パッキングする．
3. 81℃に設定した湯煎機（スービークッカー）で8時間湯煎する．
4. 3の肉と1のだいこんを混ぜ，加熱してとろみをつけた☆をかける．えだまめのソースをかけて完成．

たけのこ豆腐わかめあんかけ （徳山リハビリテーション病院） コード4

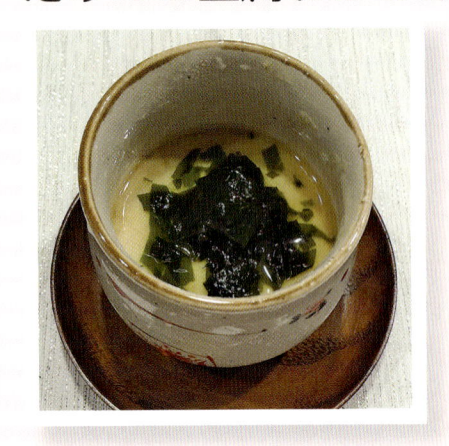

栄養価計算		残渣乾燥率（％）		
エネルギー	42 kcal	メイン	30分	27.8
水分	78.2 g		120分	3.5
たんぱく質	1.9 g			
脂質	0.7 g			
炭水化物	7.0 g			
塩分	0.8 g			

材料（1人分）

たけのこ土佐煮（市販品） …………… 20 g
★絹ごし豆腐 …………… 20 g
　だし汁 …………… 20 g
　おろししょうが …………… 3 g
　かたくり粉 …………… 3 g

<あん>
カットわかめ …………… 0.5 g
おろししょうが …………… 少々
☆めんつゆ … 5 g（3倍希釈）
　水 …………… 15 g
　かたくり粉 …………… 1 g

作り方

1. たけのこ土佐煮を5 mm程度にたたく．
2. ★をミキサーにかけてなめらかにする．
3. 1と2を合わせ，約10分蒸す．
4. 水で戻したカットわかめは1 cm程度に切る．☆を合わせあんを作る．
5. 3に4をかける．

肉・だいず料理

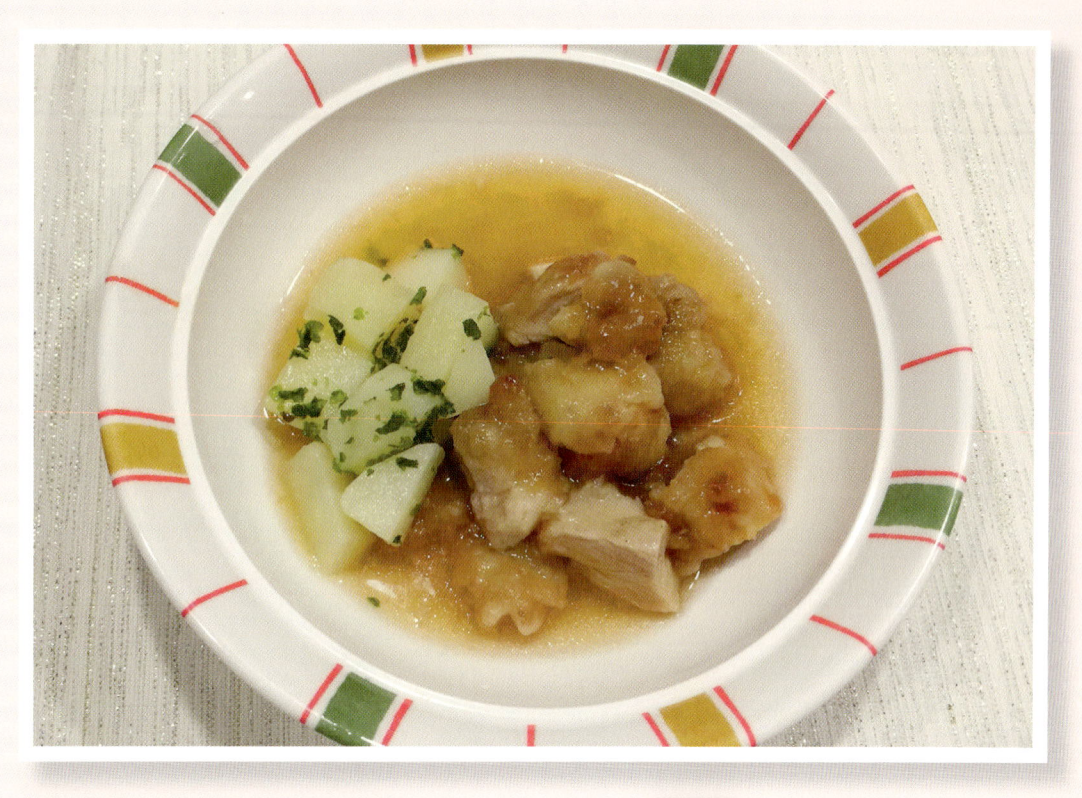

オレンジチキン （徳山リハビリテーション病院） コード4

材料（1人分）

鶏もも肉	90 g
※スベラカーゼミート	4.5 g（肉の5％）
水	90 g
★清酒	15 g
食塩	少々
こしょう	少々
揚げ油	適宜
☆減塩しょうゆ	3 g
酢	15 g
砂糖	6 g
おろしにんにく	少々
おろししょうが	少々
100%オレンジジュース	6 g
オリーブ油	1 g
だし汁	30 g
水溶きかたくり粉	少々
＜付け合わせ＞	
じゃがいも	40 g
食塩	少々
青のり	少々

栄養価計算

エネルギー	235 kcal
水分	168.1 g
たんぱく質	21.5 g
脂質	5.0 g
炭水化物	23.2 g
塩分	0 g

残渣乾燥率（%）

メイン	30 分	54.7
	120 分	19.4
付け合わせ	30 分	63.1
	120 分	19.4

作り方

1. 鶏もも肉を※に漬け込む（目安：2時間半程度）
2. 1を★で下味を付けて，油で揚げる．
3. 2を一口大にカットし☆で煮付ける．
4. 煮汁に水溶きかたくり粉でとろみをつけ3にかける．
5. 蒸したじゃがいもを4に付け合わせる．

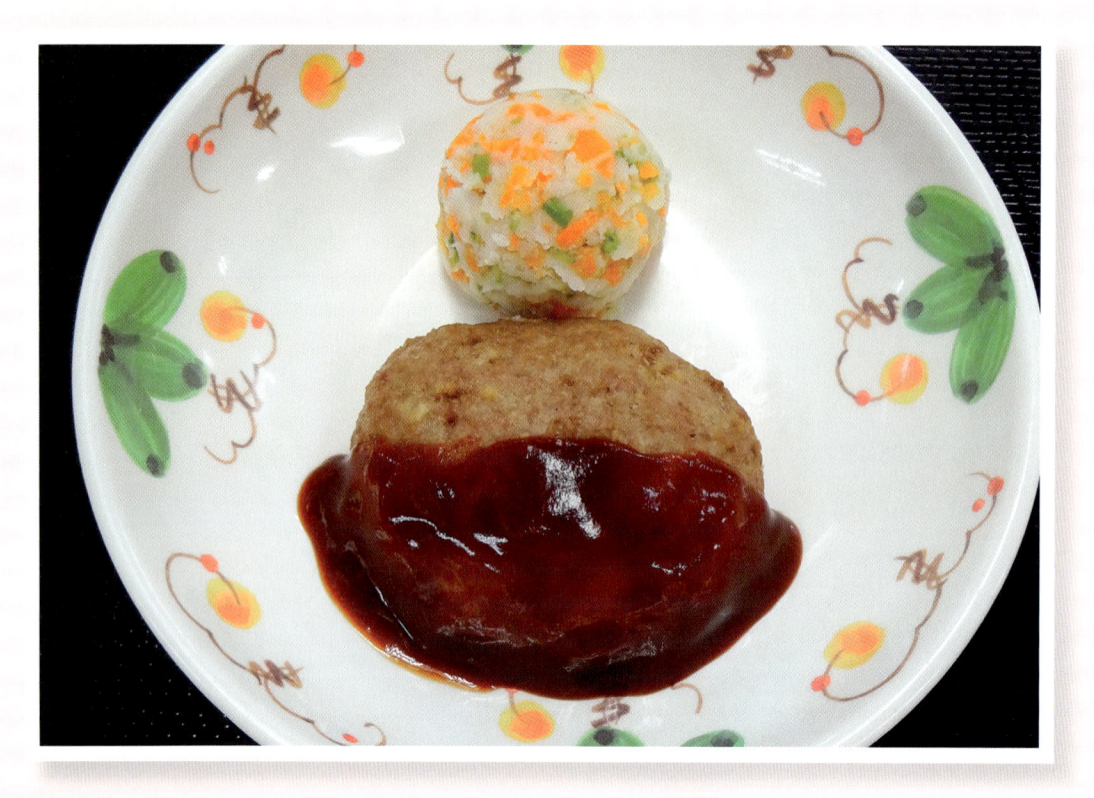

やわらかハンバーグ (水前寺とうや病院) コード4

材料（1人分）

合ひき肉	50 g	<付け合わせ：粉ふきいも>	
おろしにんにく	2 g	じゃがいも	40 g
清酒	2 g	食塩，こしょう	適量
じゃがいもすりおろし	20 g	<付け合わせ：人参グラッセ>	
絞り豆腐	20 g	にんじん	20 g
卵黄	10 g	砂糖	2 g
オリーブ油	10 g	バター	2 g
牛乳	2 g	ゆでアスパラ	10 g
パン粉	2 g		
食塩，こしょう	適量		
ケチャップ	15 g		
ソース	5 g		

栄養価計算

エネルギー	371 kcal
水分	147.9 g
たんぱく質	14.5 g
脂質	23.7 g
炭水化物	22.7 g
塩分	1.4 g

残渣乾燥率（％）

メイン	30 分	44.5
	120 分	11.5
付け合わせ	30 分	15.1
	120 分	0.0

作り方

1. 常食のハンバーグの種に卵黄，オリーブ油を混ぜて練る．
2. 均等に分けて丸め，スチコンで蒸し焼きにする（180℃ 20分）．
3. 常食の粉ふきいもをこして滑らかにする．
4. 人参グラッセとゆでアスパラをみじん切りにし，3に混ぜ，アイスディッシャーで型を作る．
5. 2を盛り付けて，ソースをかけ，4をそえる．

肉・だいず料理

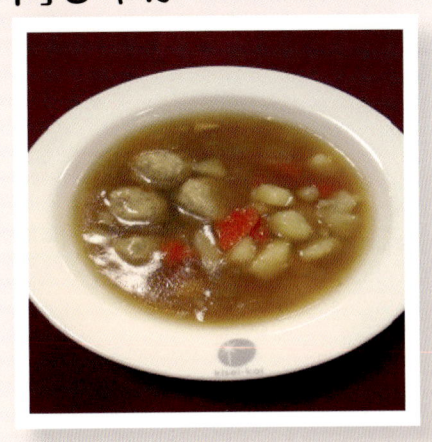

肉じゃが（初台リハビリテーション病院） コード4

栄養価計算	
エネルギー	216 kcal
水分	185.3 g
たんぱく質	10.6 g
脂質	15.9 g
炭水化物	23.7 g
塩分	2.3 g

残渣乾燥率（%）		
メイン	30分	17.9
	120分	4.3

材料（1人分）
- 肉じゃが（コード3）の肉団子 …… 5個
- じゃがいも …… 40 g
- たまねぎ，にんじん …… 各20 g
- だし汁 …… 70 g
- サラダ油 …… 3.5 g
- 砂糖，清酒，本みりん …… 適量
- しょうゆ …… 6 g
- かたくり粉 …… 0.4 g
- つるんこ Powerful …… 適量

作り方
1. 肉団子は1/2に，じゃがいも・にんじん・たまねぎは一口大（1.5 cm角より小さく）に切る．
2. じゃがいもは舌と口蓋でつぶせるかたさにゆでる．
3. だし汁に油・肉団子・にんじん・たまねぎと清酒→みりん→砂糖→しょうゆの順に入れやわらかくなるまで煮る．最後に2を加える．
4. かたくり粉で緩めにとろみを付け，火を止めてからつるんこ Powerful であんのかたさを調整する．

鶏のから揚げ（西宮協立リハビリテーション病院） コード4

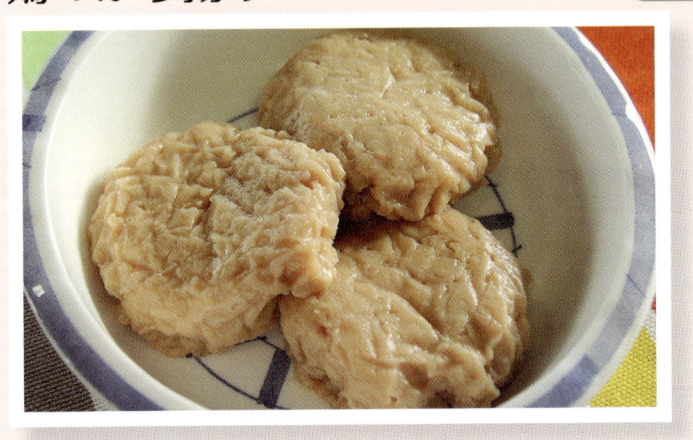

栄養価計算	
エネルギー	159 kcal
水分	45.9 g
たんぱく質	7.9 g
脂質	9.2 g
炭水化物	11.0 g
塩分	1.1 g

残渣乾燥率（%）		
メイン	30分	9.5
	120分	4.2

材料（1人分）
- ★鶏のから揚げ …… 60 g
- だし汁 …… 45 g
- スベラカーゼライト …… 1.6 g
- 焼肉のたれ …… 1.5 g

作り方
1. ★をミキサーにかける．
2. 味をみて焼肉のたれを加えて混ぜる．
3. 2を鍋に移し加熱する．
4. 丸めてしわをつけたアルミホイルに3を包み冷やし固める．
5. 固まったらアルミホイルから取り出し盛り付ける．

嚥下調整食レシピ集 105

魚料理 Fish

魚のみそ煮 (アマノリハビリテーション病院) コード4

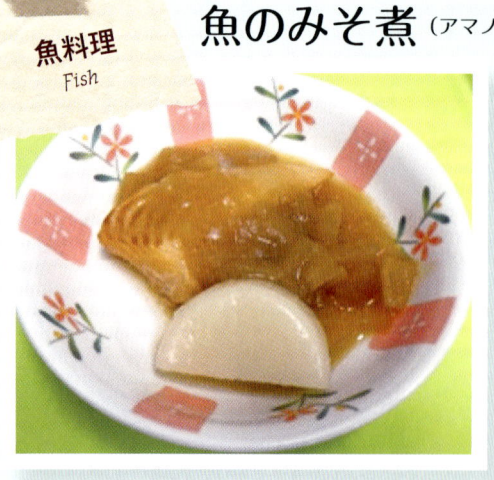

作り方

1. からすかれいは★を加え，スチコンの煮物モードで20分煮る．
2. だいこんは食べやすい大きさにカットし，スチコンで20分蒸したあと，1の煮汁を加えてスチコンの煮物モードで20分煮る．
3. 1と2を盛り付ける．

材料（1人分）

からすかれい（骨皮なし）	50 g
★おろししょうが	3 g
みそ	8 g
清酒	3 g
みりん	3 g
砂糖	2 g
しょうゆ	2 g
だし汁	50 g
だいこん	30 g

栄養価計算

エネルギー	126 kcal
水分	131.8 g
たんぱく質	11.9 g
脂質	1.3 g
炭水化物	15.2 g
塩分	1.5 g

残渣乾燥率（%）

メイン	30分	51.4
	120分	14.7
付け合わせ	30分	12.7
	120分	0.0

煮魚 (聖マリアヘルスケアセンター) コード4

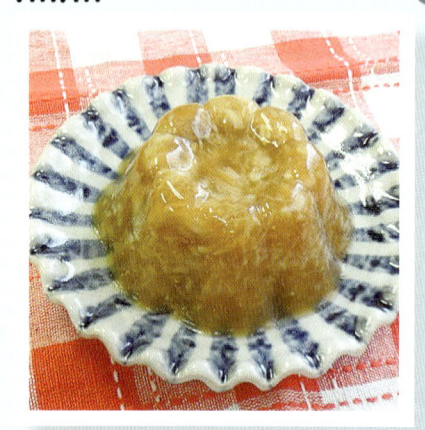

栄養価計算

エネルギー	115 kcal
水分	134.7 g
たんぱく質	16.0 g
脂質	2.5 g
炭水化物	5.3 g
塩分	1.5 g

残渣乾燥率（%）

メイン	30分	18.8
	120分	4.4

材料（1人分）

くろめばる（骨なし）	70 g
しょうが	3 g
★砂糖	4 g
清酒	5 g
こいくちしょうゆ	10 g
だし汁	70 g
ゼラチン	2.5 g
水（ゼラチン用）	30 g

作り方

1. ゼラチンを分量の水でふやかしておく．
2. ★を火にかけ沸騰したら，くろめばる（骨なし）を加え煮魚にする．
3. 1を湯煎にかけ，粒がなくなるまで溶かす．
4. 2のくろめばるを取り出し，皮を取り除き，固まりがないように細かくほぐす．
5. 煮汁を1人70gになるよう計量する．足りないときは，だし汁を足すとよい．
6. 5の煮汁に3のゼラチンを加え，氷水にあてとろみがついたら4を加え，型に流し入れる．
7. 6が固まったら型から取り出し，盛り付ける．

魚料理

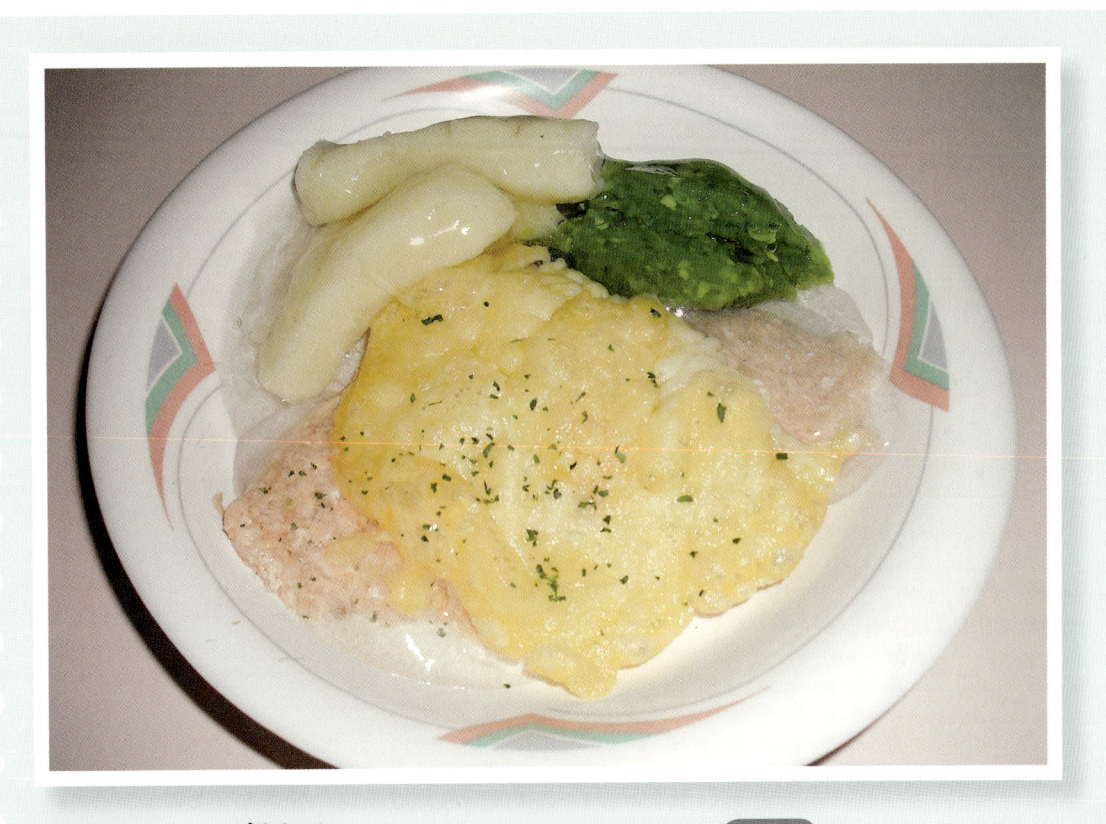

さけチーズ焼き （いわてリハビリテーションセンター） コード4

材料（1人分）

さけ（骨なし）	60 g
食塩	0.5 g
こしょう	0.1 g
ガーリックパウダー	0.1 g
パルメザンチーズ	3 g
だし汁	材料の10%量
ソフティアG	材料の1.3%量
とろけるチーズ	5 g

＜付け合わせ＞

スナップえんどう	15 g
だし汁	材料の10%量
ソフティアG	材料の1.3%量
じゃがいも	40 g
食塩	0.1 g
こしょう	0.01 g
トロミパワースマイル	適量

栄養価計算

エネルギー	156 kcal
水分	78.2 g
たんぱく質	16.6 g
脂質	5.7 g
炭水化物	8.3 g
塩分	0.9 g

残渣乾燥率（%）

メイン	30分	30.1
	120分	64.3
付け合わせ	30分	54.7
	120分	2.9

作り方

1. 食塩とこしょうをふったさけを，スチコンで蒸し焼きにする．
2. 1をほぐし，ガーリックパウダー，パルメザンチーズを混ぜ，10%量のだし汁と1.3%量のソフティアGとを混ぜ合わせ，スチコンで80℃以上まで加熱する．
3. ラップを敷いた型で切り身状に成形し，冷やし固める．
4. とろけるチーズを溶かしておく．
5. 固まったさけに4をのせ，トロミパワースマイルで作ったあんをかける．
6. スナップえんどうはゆでてみじん切りにして，10%量のだし汁と1.3%量のソフティアGとを混ぜ合わせ，スチコンで80℃以上まで加熱する．
7. ラップを敷いた型でえんどうの形にし，冷やし固める．
8. じゃがいもはゆでて食塩で味付けして潰し，一口大のいも状に形を整える．
9. 器に5を盛り付け，7と8を付け合わせる．

はんぺんの煮つけ (東大阪病院) コード4

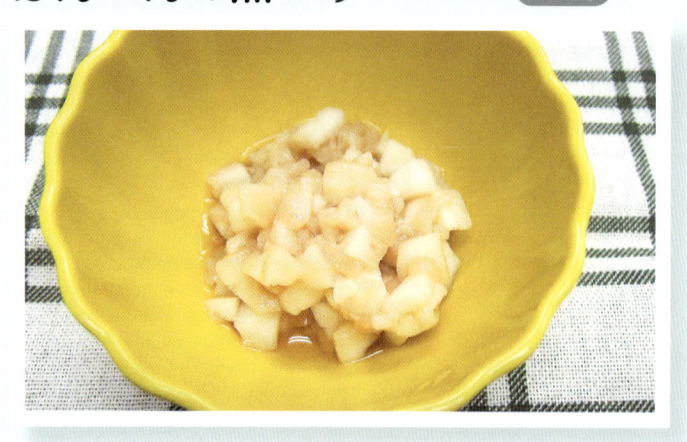

栄養価計算
エネルギー	45 kcal
水分	37.1 g
たんぱく質	2.8 g
脂質	0.1 g
炭水化物	8.4 g
塩分	0.8 g

残渣乾燥率(％)
メイン	30分	46.0
	120分	5.9

材料（1人分）
- はんぺん……………………30 g
- ★こいくちしょうゆ…………2 g
- 砂糖…………………………3 g

作り方
1. はんぺんを★で煮る．
2. 1をきざみ，盛り付ける．

さけのマヨネーズ焼き (小原病院) コード4

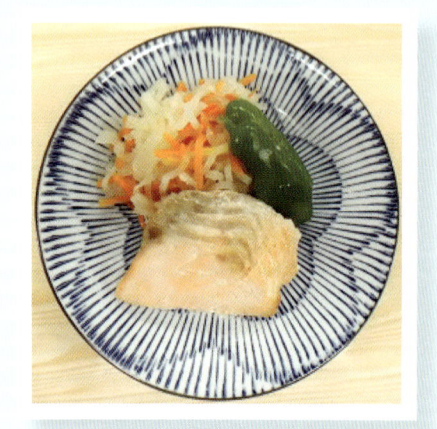

材料（1人分）
- さけ（皮なし）………60 g
- トレハロース…………1.5 g
- 清酒……………………1 g
- 食塩……………………0.5 g
- マヨネーズ……………7 g

＜付け合わせ＞
- だいこん………………50 g
- にんじん………………10 g
- ★しょうゆ……………2 g
- みりん…………………2 g
- サラダ油………………1 g
- ピーマン………………10 g
- ☆だし汁………………3 g
- みりん…………………1 g
- しょうゆ………………1.5 g
- サラダ油………………0.5 g

作り方
1. さけにトレハロース，清酒，食塩をまぶし，冷蔵庫で15分程度ねかす．
2. 1にマヨネーズをぬり，スチコンのコンビモード180℃，加湿40％で5〜6分加熱する．
3. だいこん，にんじんをサラダ油で炒め，★を加える．ピーマンもサラダ油で炒め，☆で味付けする．
4. 器に2，3を盛り付ける．

栄養価計算
エネルギー	176 kcal
水分	117 g
たんぱく質	14.3 g
脂質	9.6 g
炭水化物	7.3 g
塩分	0.9 g

残渣乾燥率(％)
メイン	30分	61.5
	120分	15.6
付け合わせ	30分	67.8
	120分	8.1

魚料理

赤魚のだいこんおろしかけ (小原病院) コード4

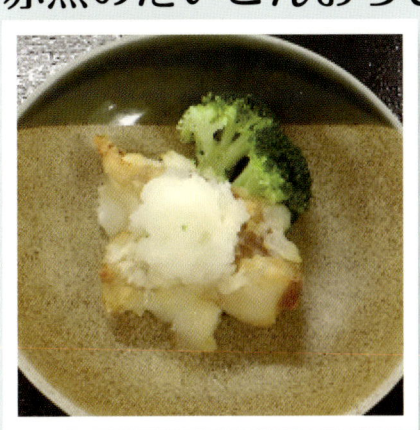

作り方

1. 赤魚を★に漬け込み，小麦粉をまぶしたのちシュッと油太郎をまんべんなく吹きかける．
2. スチコンのコンビモードで180℃8分加熱しムニエルにする．☆を煮詰め1にからめる．
3. 器に2を盛り付け，しょうゆ，みりんであえただいこんおろしを上からかける．やわらかくゆでたブロッコリーを添える．

材料（1人分）

アラスカめぬけ（赤魚）	60 g
★食塩	0.3 g
トレハロース	1.5 g
料理酒	2 g
小麦粉	3 g
シュッと油太郎	3 g
☆しょうゆ	3 g
みりん	2 g
ざらめ	2 g
だし汁	3 g
＜付け合わせ＞	
だいこん	40 g
しょうゆ	1 g
みりん	1 g
ブロッコリー	30 g

栄養価計算

エネルギー	145 kcal
水分	124 g
たんぱく質	12.4 g
脂質	5.3 g
炭水化物	11.1 g
塩分	1 g

残渣乾燥率（%）

メイン	30分	88.7
	120分	22.7
付け合わせ	30分	39.8
	120分	1.8

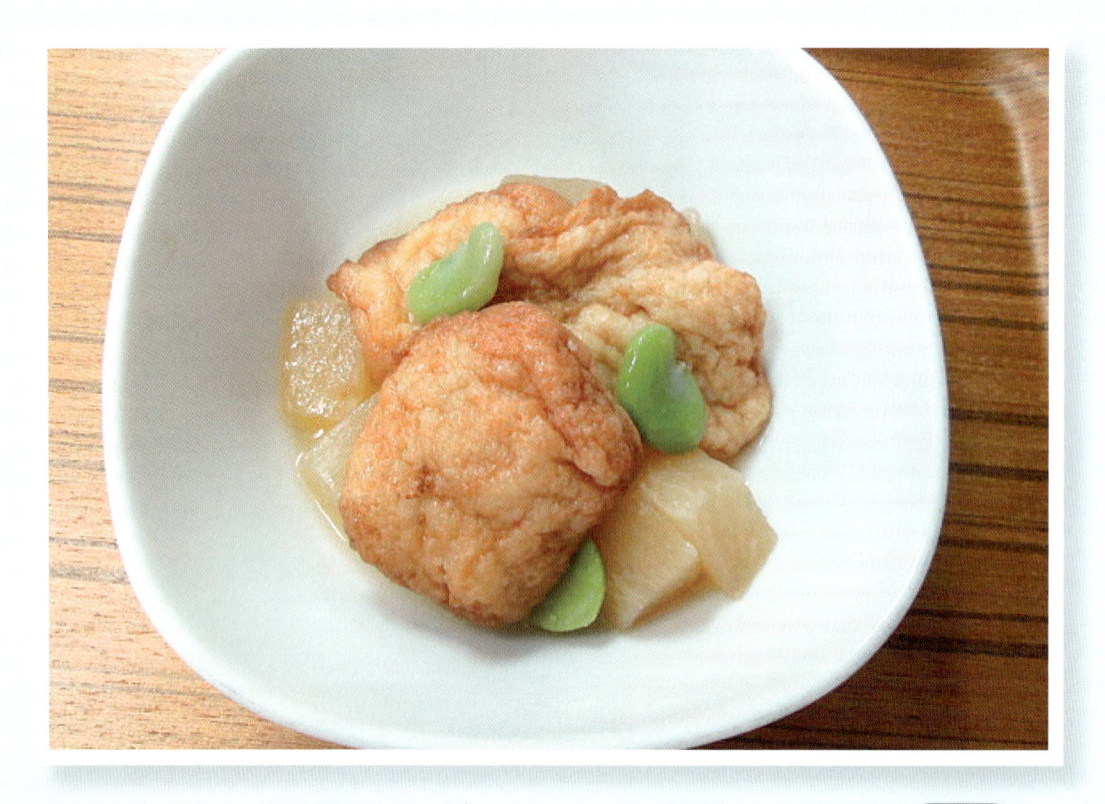

ふわふわいか団子とだいこんの煮物 (大分東部病院) コード4

材料（1人分）

いか	40 g
★たまねぎ（粗みじん）	25 g
ながいも（すりおろし）	10 g
かたくり粉	8 g
鶏卵	17 g
こいくちしょうゆ	1 g
マヨネーズ	6 g
おろししょうが	1.5 g
揚げ油	適宜
だいこん	50 g
☆だし汁	100 g
こいくちしょうゆ	4 g
みりん	2 g
清酒	2 g
そらまめ（冷凍）	5 g

※いかげそは使用しない

栄養価計算

エネルギー	246 kcal
水分	235.1 g
たんぱく質	11.6 g
脂質	15.0 g
炭水化物	15.2 g
塩分	1.3 g

残渣乾燥率（％）

メイン	30分	81.2
	120分	19.1

作り方

1. いかは皮をとり，水気を切っておく．
2. ミキサーに1と★を入れなめらかになるまで撹拌する．
3. 2を大さじ1強ずつすくい，170℃の油で揚げる．
4. ☆を火にかけ，だいこんがやわらかくなるまで煮る．
5. そらまめは別鍋でゆでて，薄皮をとる．
6. 4に3と5を入れ，軽く煮てから器に盛る．

魚料理

さわらのみそ漬け焼き （長崎リハビリテーション病院） コード4

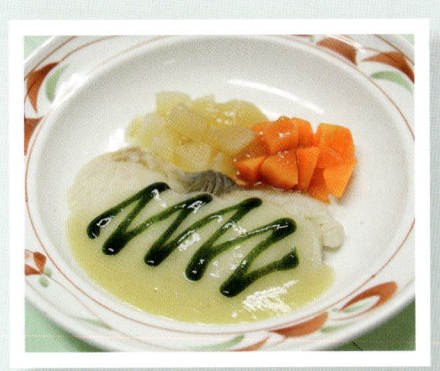

材料（1人分）

さわら（皮なし）……… 1切60g	ソフティア1SOL……1g
スベラカーゼミート……… 材料の1%	だいこん……30g
★清酒……2g	にんじん……5g
酒粕……3.5g	柚子しょうゆドレッシング……5g
白みそ……6g	ソフティア1SOL……1g
うすくちしょうゆ 0.5g	<ソース>
砂糖……2g	ほうれんそう……10g
みりん……3g	木の芽……0.1g
清酒……1.5g	だし汁……10g
	ソフティア1SOL……1g

作り方

1. さわら（皮なし）をスベラカーゼミートに2時間漬ける．
2. 1にソフティア1SOLでとろみを付けた★をかける．
3. 付け合わせをとろみを付けたドレッシングであえる．
4. <ソース>はミキサーにかけて，ソフティア1SOLでとろみを付けて上からかける．

栄養価計算

エネルギー	164 kcal
水分	58.4 g
たんぱく質	7.0 g
脂質	7.1 g
炭水化物	18.0 g
塩分	0.9 g

残渣乾燥率（%）

メイン	30分	69.0
	120分	16.2
付け合わせ	30分	36.4
	120分	2.9

コード4

嚥下調整食レシピ集 105

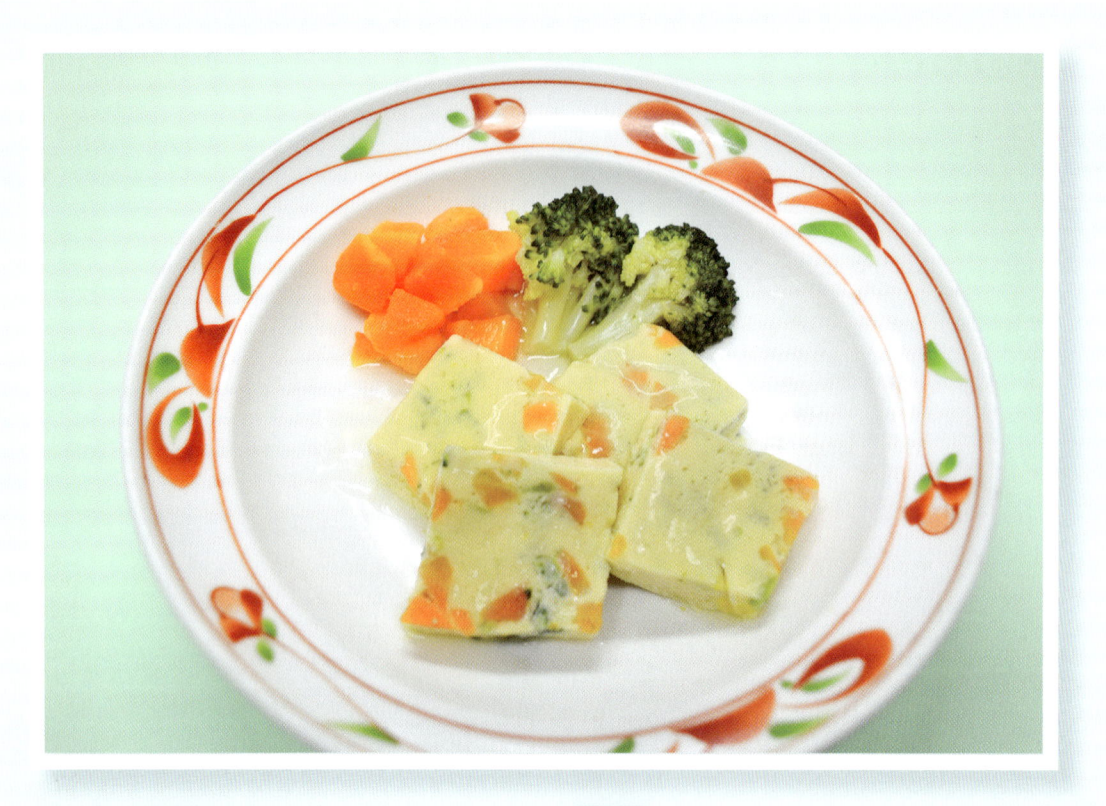

ふくさ蒸し （長崎リハビリテーション病院） コード4

材料（1人分）

ほうれんそう	15 g
にんじん	5 g
やわらかしいたけやん	½個
鶏卵	60 g
豆腐	40 g
★みりん	2 g
清酒	2 g
うすくちしょうゆ	2 g
だし汁	10 g

＜甘酢あん＞

酢	2 g
砂糖	2 g
こいくちしょうゆ	0.5 g
うすくちしょうゆ	2 g
だし汁	30 g
ソフティア1 SOL	1 g

＜付け合わせ＞

ブロッコリー	20 g
にんじん	15 g
☆みりん	2 g
うすくちしょうゆ	2 g
だし汁	15 g

栄養価計算

エネルギー	177 kcal
水分	201 g
たんぱく質	11.5 g
脂質	7.7 g
炭水化物	14.4 g
塩分	1.3 g

残渣乾燥率（％）

メイン	30分	20.3
	120分	4.6
付け合わせ	30分	18.6
	120分	1.7

作り方

1. ほうれんそうとにんじんはみじん切りにし，やわらかくなるまでじっくりゆでる．やわらかしいたけやんはみじん切りにする．
2. 豆腐はミキサーにかける．
3. バットで鶏卵と★を溶き，さらに1，2を混ぜ合わせる．
4. 蒸し器で15分蒸す．
5. 切り分けて甘酢あんをかける．
6. やわらかくなるまでゆでたブロッコリーとにんじんを，☆であえる．

魚料理

サーモンクリームソース （東京湾岸リハビリテーション病院） コード4

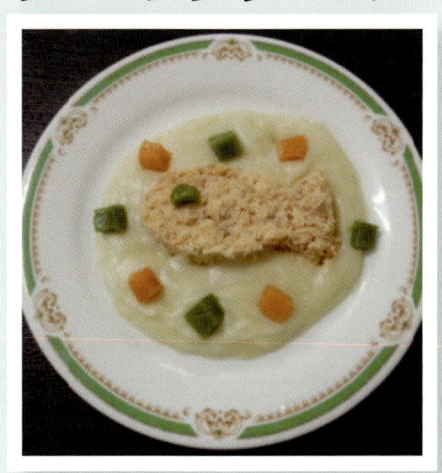

材料（1人分）
- サーモントラウト……60 g
- 食塩・こしょう……少々
- オリーブ油……………1 g
- クリームシチューの素………8 g
- スキムミルク…………3 g
- 水………………………50 g
- やさしい素材（にんじん）………………13 g
- やさしい素材（ブロッコリー）……………13 g

栄養価計算
エネルギー	222 kcal
水分	107.1 g
たんぱく質	13.9 g
脂質	13.4 g
炭水化物	11.4 g
塩分	1.3 g

残渣乾燥率（％）
メイン	30分	56.8
	120分	13.0
付け合わせ	30分	10.8
	120分	5.1

作り方
1. サーモントラウトは塩こしょうをして蒸す．
2. クリームシチューの素，スキムミルクを水に溶き，火にかける．
3. サーモンをほぐし，オリーブ油と混ぜ，再成形する．
4. 皿にクリームソースを敷き，サーモンをのせる．やさしい素材（にんじん，ブロッコリー）をカットして飾る．

えびとじ （徳山リハビリテーション病院） コード4

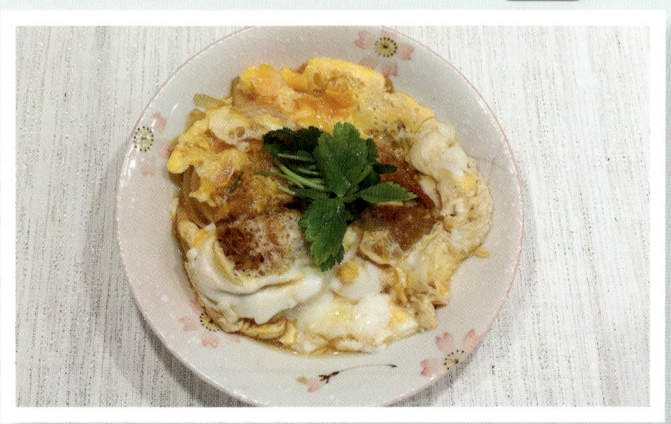

栄養価計算
エネルギー	289 kcal
水分	208.9 g
たんぱく質	15.6 g
脂質	17.4 g
炭水化物	15.6 g
塩分	2.4 g

残渣乾燥率（％）
メイン	30分	56.3
	120分	13.6

材料（1人分）
- えびフライ（市販品）……20 g×2
- ★たまねぎ……………40 g
- ★めんつゆ……………20 g
- ★水……………………60 g
- ★みりん………………5 g
- 鶏卵……………………1.5個
- みつば…………………5 g

作り方
1. ★を鍋で加熱する．
2. えびフライを一口大にカットする．
3. 1に2を加えて鶏卵でとじる．
4. みつばをトッピングする．

嚥下調整食レシピ集 105

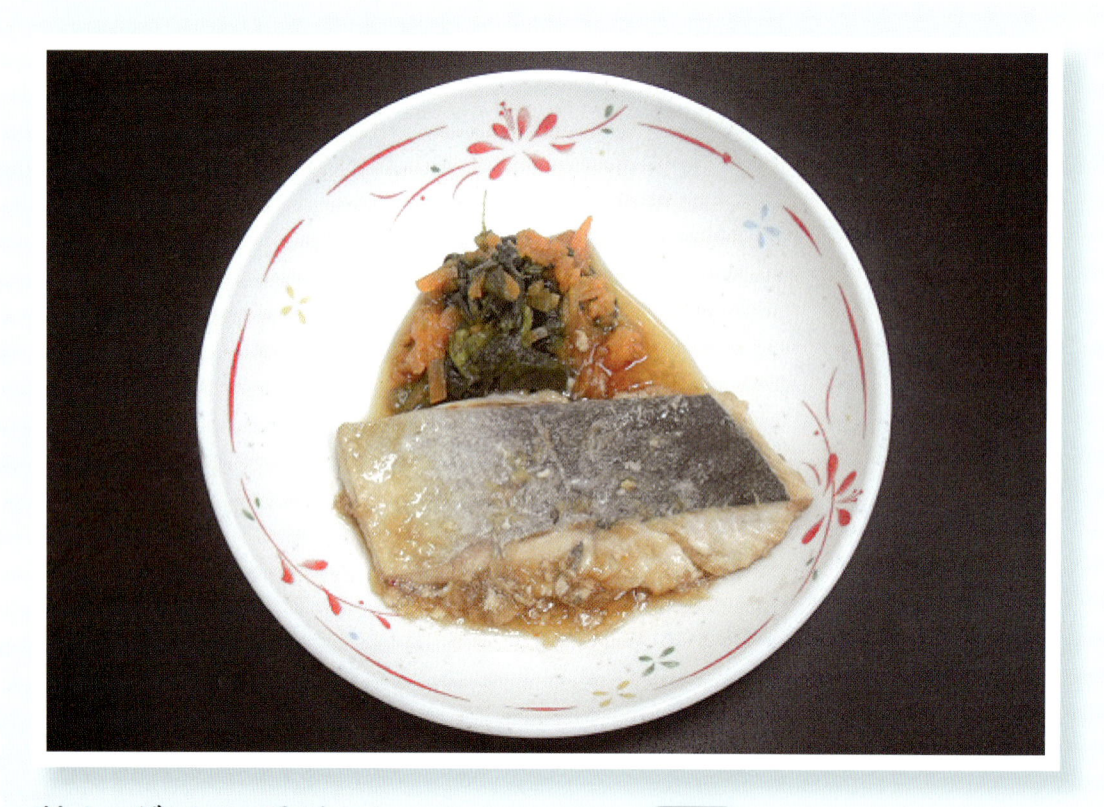

蒸しざけの香味ソース (田川新生病院) コード4

材料（1人分）

素材 de ソフト サーモン	60 g
清酒	2 g
たまねぎ	5 g
だし汁	3 g

<香味ソース>
- おろししょうが……1 g
- こいくちしょうゆ……4 g
- 酢……4 g
- ごま油……0.5 g
- トウバンジャン……0.1 g

<付け合わせ>
- ほうれんそう（葉）……20 g
- にんじん……10 g
- ★しょうゆ……2 g
- みりん……1 g
- だし汁……15 g

栄養価計算

エネルギー	111 kcal
水分	103.7 g
たんぱく質	13.2 g
脂質	4.3 g
炭水化物	3.6 g
塩分	0.7 g

残渣乾燥率（%）

メイン	30分	56.5
	120分	9.9
付け合わせ	30分	95.7
	120分	5.2

作り方

1. 素材 de ソフト サーモンに清酒をふって，蒸す．
2. たまねぎは，繊維を断つように小さく切り，<香味ソース>の調味料を合わせておく．
3. たまねぎをだし汁でやわらかくなるまで煮てから，合わせた香味ソースを加え，温かくなるまで加熱する．
4. 1に3をかける．
5. 付け合わせのほうれんそうとにんじんは，繊維を断つように切り，★を入れた鍋でやわらかくなるまで煮る．

魚料理

白菜とツナの和え物 (田川新生病院) コード4

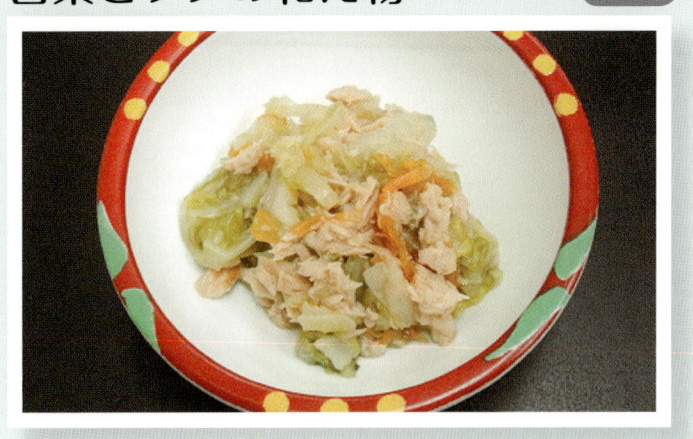

栄養価計算
エネルギー	51 kcal
水分	72.5 g
たんぱく質	2.9 g
脂質	3.4 g
炭水化物	3.1 g
塩分	0.5 g

残渣乾燥率（％）
メイン	30分	48.4
	120分	3.2

材料（1人分）
- はくさい（葉）……60 g
- にんじん……5 g
- ツナ……10 g
- しょうゆ……3 g
- だし汁……3 g
- すりごま……2 g

作り方
1. はくさいは短冊に，にんじんは千切りに繊維を断つように切っておく．
2. 1をやわらかくなるまでゆでて，冷やす．
3. 2をよくしぼり，ツナを加え，しょうゆとだし汁で味付けをする．
4. すりごまをかける．

赤魚のさらさ蒸し (西広島リハビリテーション病院) コード4

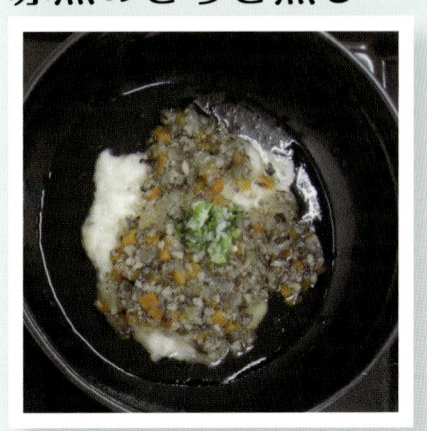

栄養価計算
エネルギー	107 kcal
水分	101.0 g
たんぱく質	14.9 g
脂質	2.8 g
炭水化物	5.1 g
塩分	1.4 g

残渣乾燥率（％）
メイン	30分	53.7
	120分	7.6
付け合わせ	30分	51.4
	120分	3.2

材料（1人分）
- 赤魚（アラスカめぬけ）切身……80 g
- <とろみ用>
  - だし汁……10 g
  - ネオハイトロミールⅢ……0.1 g
- <野菜>たまねぎ……30 g
  - にんじん……5 g
  - しいたけ……10 g
- <飾り>白ねぎ……5 g
  - みつば……5 g
- <野菜用煮汁>
  - ★だし……70 g
  - うすくちしょうゆ……3.5 g
  - みりん……3.5 g
  - 顆粒だし……0.2 g
- <つゆ>
  - 野菜煮汁……15 g
  - だし……35 g
  - うすくちしょうゆ……3.5 g
  - みりん……3.5 g
  - ネオハイトロミールⅢ……0.5 g

作り方
1. 赤魚は清酒（分量外）をふってスチコンで蒸し，皮をはがしてほぐしておく．
2. とろみ用のだし汁にネオハイトロミールⅢでとろみをつけて1/2を1に加えてまとめる．
3. 野菜は0.5 cm長さの千切りにして★でやわらかくなるまで煮る．飾りはゆでておく．
4. 3はつゆ用の煮汁を残して，汁気をきる．2のとろみの2/3をかけてまとめる．
5. つゆを加熱し，ネオハイトロミールⅢでとろみをつける．
6. 器に2の魚を盛り付け，5を魚のまわりにはる．4を魚の上に盛り付ける．最後に飾りをのせる．

嚥下調整食レシピ集105

野菜料理 Vegetables

じゃがいもの重ね煮 (アマノリハビリテーション病院) コード4

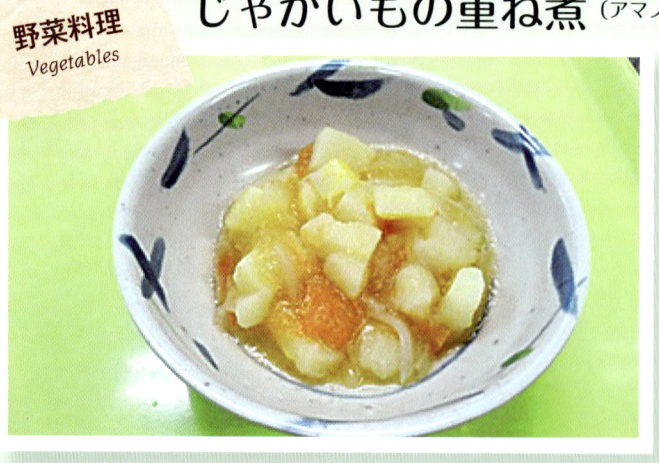

栄養価計算
エネルギー	79 kcal
水分	56.4 g
たんぱく質	1.0 g
脂質	4.2 g
炭水化物	9.4 g
塩分	0.7 g

残渣乾燥率(%)
メイン	30 分	36.7
	120 分	5.1

材料（1人分）
- じゃがいも……………40 g
- たまねぎ………………15 g
- トマト…………………10 g
- ★食塩……………………0.3 g
- 　こしょう………………少々
- 　コンソメ…………………1 g
- 　マーガリン………………5 g

作り方
1. 材料を 1×1×0.5 cm に切り，スチコンで 20 分蒸す．
2. ★を加えて 20 分煮物モード．

アスパラソテー (いわてリハビリテーションセンター) コード4

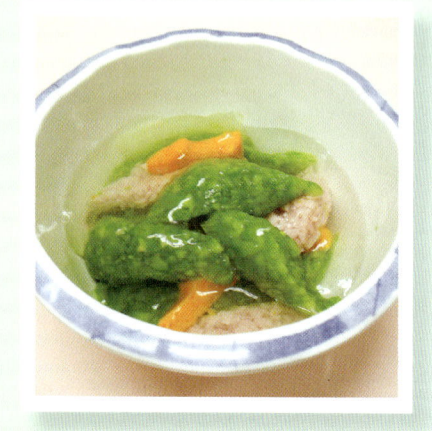

材料（1人分）
- アスパラガス…………40 g
- たまねぎ………………10 g
- 花形キャロりん………10 g
- 魚肉ハムソーセージ…10 g
- ★だし汁…………10% 量
- 　ソフティア G
- 　………材料の 1.3%量
- サラダ油……………0.3 g
- 食塩…………………0.2 g
- こしょう……………0.01 g
- トロミパワースマイル
- ……………………適量

栄養価計算
エネルギー	39 kcal
水分	52.6 g
たんぱく質	2.3 g
脂質	1.1 g
炭水化物	5.3 g
塩分	0.6 g

残渣乾燥率(%)
メイン	30 分	89.2
	120 分	5.6

作り方
1. アスパラガスを 1/3 量のサラダ油でソテーし，食塩，こしょうで味を付け，みじん切りにしたものに，10% 量のだし汁と 1.3%量のソフティア G とを混ぜ合わせ 80℃以上まで加熱する．
2. たまねぎ，魚肉ハムソーセージも 1 同様にソテーしみじん切りしたものに 10% 量のだし汁と 1.3%量のソフティア G とを混ぜ合わせ 80℃以上まで加熱する．
3. 1，2をラップを敷いた型に厚さ 1 cm に平らに入れ，冷やし固まったら，スライス状に切る．
4. 花形キャロりんをスライス状に切り，3と混ぜ合わせて器に盛り，とろみをかける．

野菜料理

だいこん炒め煮 (いわてリハビリテーションセンター) コード4

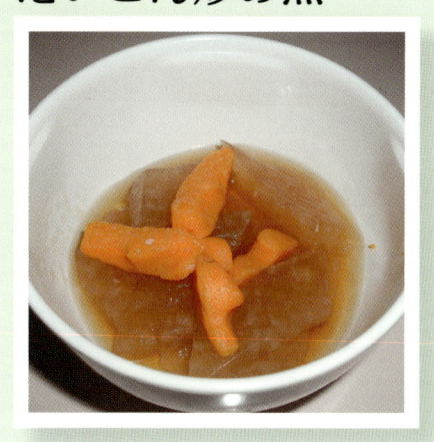

材料（1人分）
- だいこん……………40 g
- ★だし汁…………10%量
- ソフティアG………0.5 g
- 花形キャロりん………10 g
- サラダ油……………0.5 g
- ☆砂糖………………2 g
- しょうゆ……………3 g
- みりん………………1 g
- 顆粒だし……………0.3 g
- トロミパワースマイル……………適量

作り方
1. サラダ油と☆の2/3量でやわらかく炒め煮しただいこんをみじん切りにしたものに，★を混ぜ合わせ80℃以上まで加熱する．
2. ラップを敷いた型に厚さ1 cmに平らに入れ冷やす．固まったら，スライス状に切る．
3. 花形キャロりんは，☆の1/3量で味を付けスライス状に切る．
4. 2，3を混ぜ合わせ器に盛り，1で出た汁にトロミパワースマイルでとろみをつけかける．

栄養価計算		残渣乾燥率(%)		
エネルギー	31 kcal	メイン	30分	55.5
水分	40.3 g		120分	4.9
たんぱく質	0.5 g			
脂質	0.5 g			
炭水化物	6.0 g			
塩分	0.7 g			

酢の物 (公立八鹿病院) コード4

材料（1人分）
- やわらかたこべー……………10 g
- やさしい素材（とけないだいこん）……………30 g
- やさしい素材（とけないにんじん）……………5 g
- なめらかプラス甘酢のたれ……5 g

作り方
1. やわらかたこべーはスコチンで蒸して千切りにする．
2. やさしい素材（とけないだいこん，にんじん）も千切りにして，1と混ぜ合わせる．
3. なめらかプラス甘酢のたれをかける．

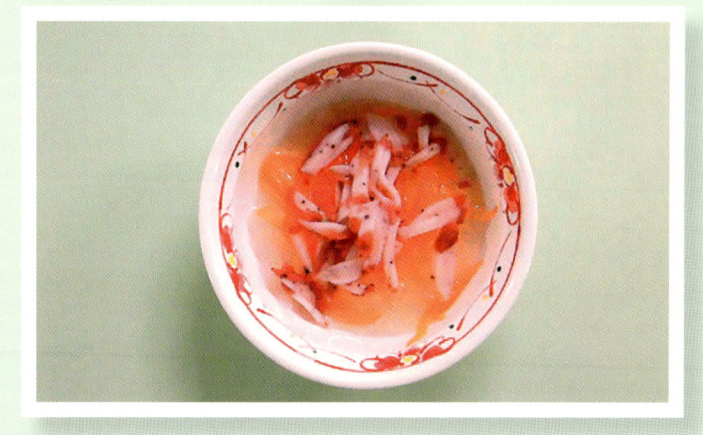

栄養価計算	
エネルギー	24 kcal
水分	7.9 g
たんぱく質	1.1 g
脂質	0.2 g
炭水化物	4.3 g
塩分	0.4 g
残渣乾燥率(%)	
メイン 30分	43.6
120分	5.4

嚥下調整食レシピ集105

煮しめ （三友堂リハビリテーションセンター） コード4

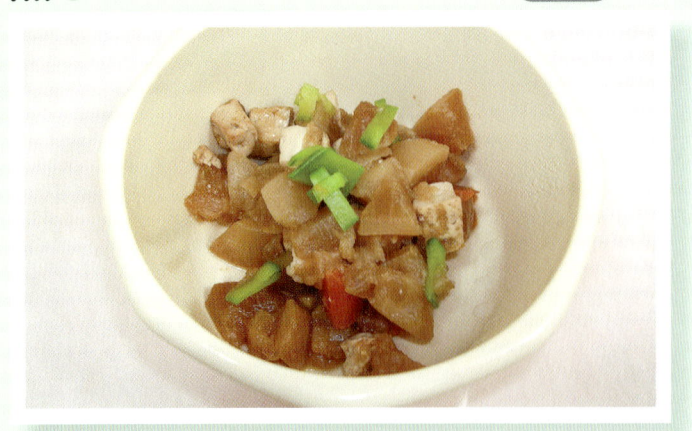

栄養価計算	
エネルギー	41 kcal
水分	80 g
たんぱく質	2.1 g
脂質	1.2 g
炭水化物	5.5 g
塩分	0.9 g

残渣乾燥率（%）		
メイン	30分	54.7
	120分	19.4
付け合わせ	30分	63.1
	120分	19.4

材料（1人分）
- かぶ ……………………… 60 g
- にんじん ………………… 10 g
- 生揚げ …………………… 10 g
- 絹さや …………………… 1.5 g
- ★砂糖 …………………… 1 g
- 清酒 ……………………… 1.5 g
- こいくちしょうゆ ……… 6 g

作り方
1. かぶ・にんじんは皮をむいて1 cm位に乱切り，絹さやは筋を取り5 mm位に切り，重曹を使いゆでておく．
2. 圧力鍋にかぶ・にんじんと★を入れ，ひたひたの水を加え火にかける．蒸気が出たら，さらに中火で15分加熱する（量により調整する）．
3. 火を止め，圧力が抜けたら生揚げを加え煮詰める．盛り付け，上に絹さやを盛る．

ほうれんそうの和え物 （長崎リハビリテーション病院） コード4

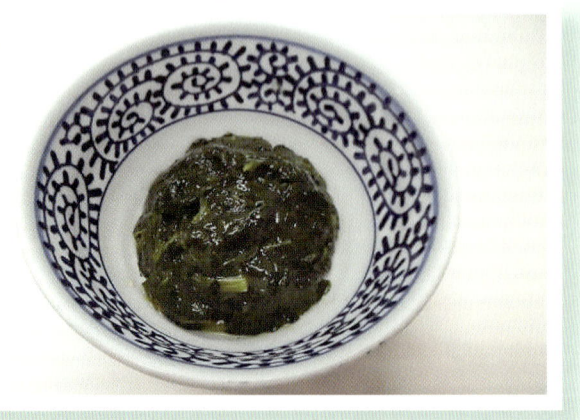

栄養価計算	
エネルギー	19 kcal
水分	55.1 g
たんぱく質	1.3 g
脂質	0.2 g
炭水化物	3.6 g
塩分	0.4 g

残渣乾燥率（%）		
メイン	30分	98.8
	120分	6.5

材料（1人分）
- ほうれんそう（葉先） …… 55 g
- にんじん ………………… 8 g
- ★砂糖 …………………… 1 g
- こいくちしょうゆ ……… 2.5 g
- ソフティア1 SOL ……… 1 g

作り方
1. ほうれんそうは葉先のみを2 cm幅に，にんじんは1 cm角に切る．
2. 1をやわらかくなるまでゆで，水分を切る．
3. ★であえ，とろみを付ける．

野菜料理

酢和え （長崎リハビリテーション病院） コード4

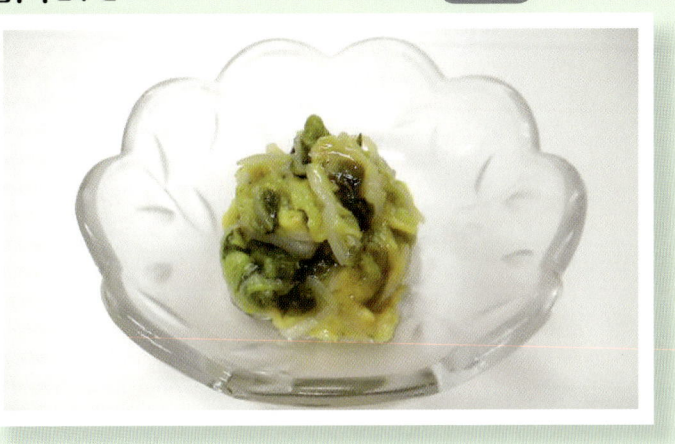

栄養価計算

エネルギー	17 kcal
水分	59 g
たんぱく質	0.5 g
脂質	0.1 g
炭水化物	3.9 g
塩分	0.3 g

残渣乾燥率（％）

メイン	30分	71.5
	120分	5.3

材料（1人分）

- はくさい（葉先）……… 60 g
- 酢 ……………………… 2 g
- ★砂糖 ………………… 2 g
- 　食塩 ………………… 0.3 g
- 　ソフティア1 SOL …… 2 g

作り方

1. はくさいは葉先2 cmのみを細く切ってからゆで，水分をきる．
2. ★をかけとろみを付ける．

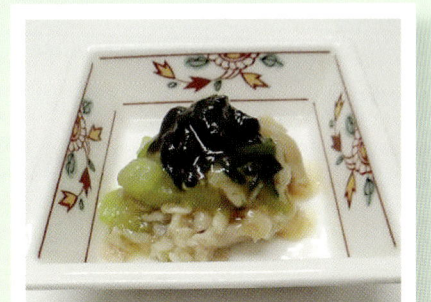

松葉しぐれ煮 （長崎リハビリテーション病院） コード4

栄養価計算

エネルギー	65 kcal
水分	59.2 g
たんぱく質	3.4 g
脂質	3.1 g
炭水化物	5.9 g
塩分	0.7 g

残渣乾燥率（％）

メイン	30分	41.1
	120分	6.0

材料（1人分）

- なす ………………… 30 g
- ほうれんそう（葉先）… 10 g
- 豚ももスライス ……… 12 g
- ヴィネッタ
  （肉の1％）
- ★サラダ油 …………… 1 g
- 　砂糖 ………………… 2.5 g
- 　みりん ……………… 2 g
- こいくちしょうゆ …… 2 g
- うすくちしょうゆ …… 2.5 g
- だし汁 ………………… 10 g
- 一味唐辛子 …………… 0.1 g
- ごま油 ………………… 0.9 g
- ソフティア1 SOL …… 2 g

作り方

1. なすは皮をすべてむき1 cm角に切り，ほうれんそうは葉先のみ2 cm幅に切る．
2. 豚ももスライスはヴィネッタをぬり下味を付けて真空パッキングし，81℃に設定した湯煎機（スーピークッカー）で8時間湯煎する．
3. 1をやわらかくなるまでゆで，ゆであがったら水分を切る．
4. ★は火にかけ，ソフティア1 SOLでとろみをつける．
5. 2を皿に盛り，3を4であえ，肉の上にかける．

嚥下調整食レシピ集105

野菜の煮物（長崎リハビリテーション病院） コード4

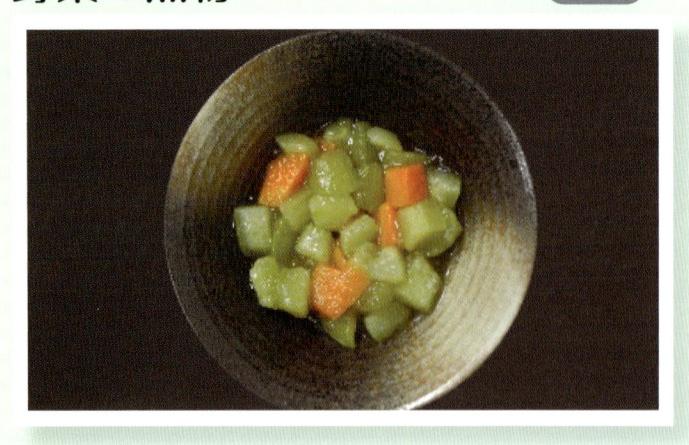

栄養価計算	
エネルギー	25 kcal
水分	55.2 g
たんぱく質	0.6 g
脂質	0.0 g
炭水化物	5.6 g
塩分	0.4 g

残渣乾燥率（%）

メイン	30分	27.7
	120分	3.6

材料（1人分）
- きゅうり……………………40 g
- にんじん……………………6 g
- ソフティア1 SOL……………2 g
- ★酢……………………………6 g
- 砂糖…………………………3.5 g
- こいくちしょうゆ…………3 g
- だし汁………………………4 g

作り方
1. きゅうり，にんじんは皮をすべてむき，1 cm角に切る．やわらかくなるまでゆで，ゆであがったら水分を切る．
2. ソフティア1 SOLでとろみをつけた★を1の野菜にかける．

トマトおでん（徳山リハビリテーション病院） コード4

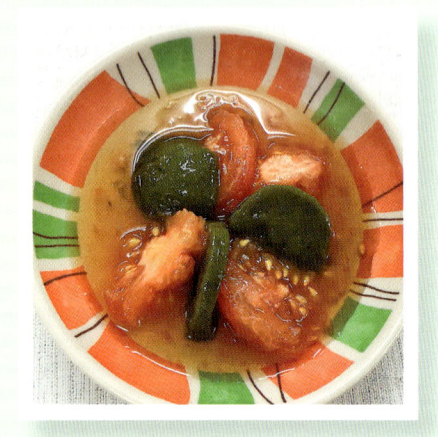

材料（1人分）
- トマト……………………100 g
- マルハニチロやさしい素材 ほうれんそう…………30 g
- ★水………………………100 g
- めんつゆ……………………8 g
- みりん………………………3 g
- 鶏がらスープの素…0.8 g
- 水溶きかたくり粉………適量

栄養価計算	
エネルギー	46 kcal
水分	192.1 g
たんぱく質	1.1 g
脂質	0.1 g
炭水化物	12.9 g
塩分	0.9 g

残渣乾燥率（%）

メイン	30分	44.0
	120分	3.1
付け合わせ	30分	8.0
	120分	0.7

作り方
1. トマトは湯むきにする．
2. ★で1を煮て，1/4にカットする．
3. やさしい素材ほうれんそうをスライスする．
4. 2の煮汁に水溶きかたくり粉を合わせてあんを作る．
5. 2と3を盛り付けて，4をかけて仕上げる．

野菜料理

ほうれんそうのお浸し （田川新生病院） コード4

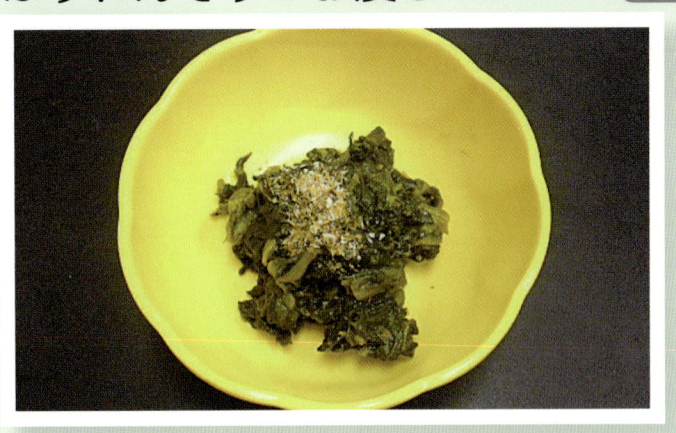

栄養価計算	
エネルギー	13 kcal
水分	48.9 g
たんぱく質	1.5 g
脂質	0.2 g
炭水化物	1.9 g
塩分	0.4 g
残渣乾燥率（%）	
メイン　　　30分	84.8
120分	4.9

材料（1人分）
- ほうれんそう（葉）………… 50 g
- ★しょうゆ………………… 2.5 g
- ｜だし汁……………………… 1 g
- 　かつお粉………………… 0.3 g

作り方
1. ほうれんそうは，やわらかくなるまで長めにゆでて，ざるにあげ冷まし，1 cm程度にカットする．
2. 1と★を合わせて器に盛り付けたらかつお粉をかける．

こんにゃくの炒め煮 （田川新生病院） コード3

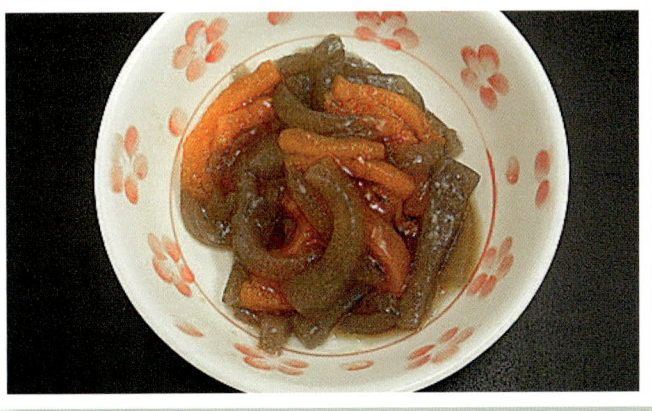

栄養価計算	
エネルギー	35 kcal
水分	78 g
たんぱく質	0.4 g
脂質	1 g
炭水化物	6.4 g
塩分	0.4 g
残渣乾燥率（%）	
メイン　　　30分	11.1
120分	1.8

材料（1人分）
- やさしい素材（とけないこんにゃく）………………… 45 g
- やさしい素材（とけないにんじん）…………………… 15 g
- サラダ油…………………… 1 g
- ★しょうゆ………………… 4 g
- ｜砂糖……………………… 1.5 g
- だし汁……………………… 20 g
- ソフティアスーパーS…… 適量

作り方
1. やさしい素材（とけないこんにゃく，にんじん）は，半解凍の状態で短冊に切る．
2. 1にサラダ油をまぶす．
3. ★とだし汁を合わせ，2を入れ，温かくなるまで加熱する．
4. ソフティアスーパーSでとろみを付ける．

嚥下調整食レシピ集 105

みぞれ酢和え （西広島リハビリテーション病院） コード4

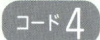

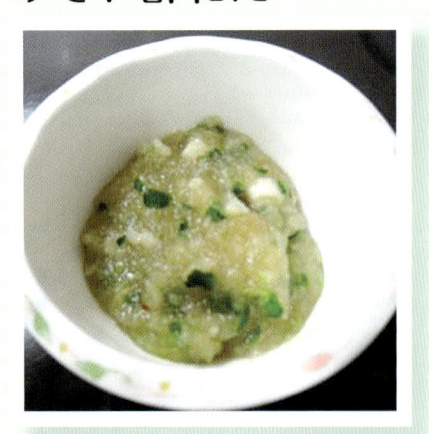

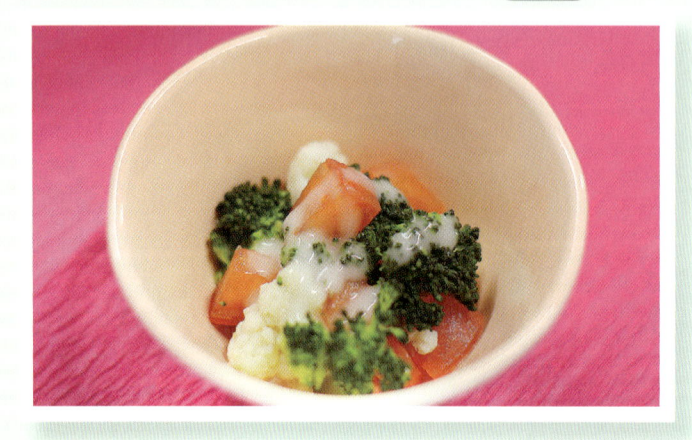

材料（1人分）
- だいこんおろし……… 70 g
- 水菜（またはみつば）……… 3 g
- なめこ……… 10 g
- かにかまぼこ……… 10 g
- ★だし汁……… 8 g
- 穀物酢……… 6.5 g
- うすくちしょうゆ… 1.6 g
- 砂糖……… 3 g
- 顆粒だし……… 0.2 g
- 食塩……… 0.2 g
- ネオハイトロミールIII……… 0.2 g

作り方
1. だいこんおろしを加熱し，冷却する．
2. 水菜（みつば），なめこたけは0.5 cm程度に切る．
3. 2をゆでて，冷却する．
4. かにかまぼこは0.5 cmに切り，ほぐしておく．
5. 1～4をすべて混ぜ合わせ，★で味付けする．
6. 5の水分にネオハイトロミールIIIを入れてまとめる．

栄養価計算
エネルギー	50 kcal
水分	92 g
たんぱく質	1.7 g
脂質	0 g
炭水化物	11.2 g
塩分	0.7 g

残渣乾燥率（%）
メイン	30分	42.9
	120分	4.8

カラフルサラダ （熊本機能病院） コード4

栄養価計算
エネルギー	55 kcal
水分	77.0 g
たんぱく質	2.0 g
脂質	3.6 g
炭水化物	4.5 g
塩分	0.3 g

残渣乾燥率（%）
メイン	30分	73.5
	120分	12.7

材料（1人分）
- ブロッコリー……… 30 g
- カリフラワー……… 20 g
- トマト……… 30 g
- コールスロードレッシング（市販）……… 8 g

作り方
1. ブロッコリー，カリフラワーは小房に分けてスチームをかける．
2. トマトは湯むきして種をとり，食べやすい大きさにカットする．
3. 1, 2を混ぜ合わせて，上からコールスロードレッシングをかける．

ベジロール （熊本機能病院） コード4

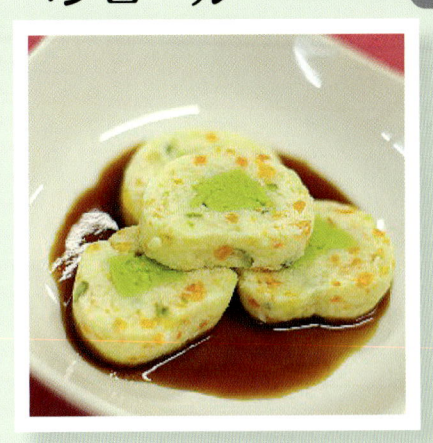

材料（1人分）

べじのすけ	60 g
かたくり粉	1 g
ソフリ New やわらかえんどう	1/8
しょうゆ	4 g
赤酒（または清酒）	2 g
砂糖	1 g
粉さんしょう	0.05 g

<さんしょうソース>
- 煮切った赤酒（または清酒）に，しょうゆ，砂糖を加えてひと煮する.
- 粉さんしょうを加える.

作り方

1. べじのすけをゆで（またはスチームにかけ），かたくり粉を混ぜてつぶす
2. 敷いたラップに1を1.5 cmくらいの厚さにのばし，棒状に切ったやわらかえんどうを芯にしてくるりと巻き，スチームにかける.
3. 2のあら熱をとって，ラップをはがす．1.5 cm厚にカットし，器に盛り<さんしょうソース>をかける.

栄養価計算

エネルギー	111 kcal
水分	55.2 g
たんぱく質	3.8 g
脂質	4.6 g
炭水化物	13.1 g
塩分	0.9 g

残渣乾燥率（%）

メイン	30分	26.1
	120分	1.1

汁物 Soup

けんちん煮 (公立八鹿病院) コード4

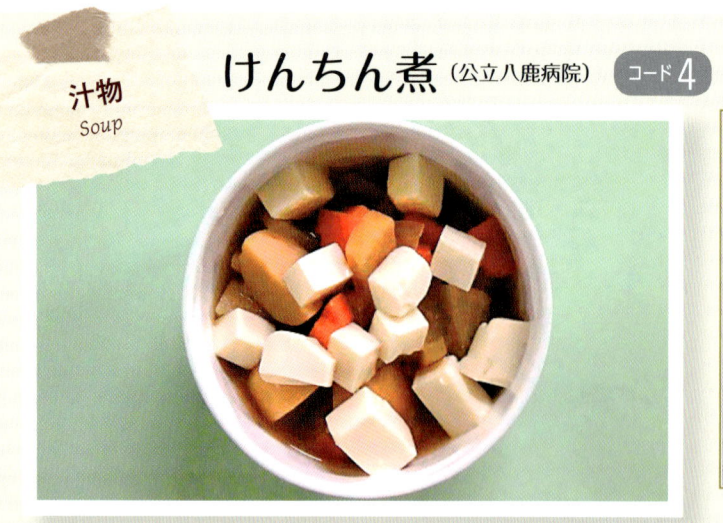

栄養価計算	
エネルギー	52 kcal
水分	70.5 g
たんぱく質	3.7 g
脂質	1.9 g
炭水化物	4.9 g
塩分	0.9 g

残渣乾燥率（%）
メイン	30分	31.9
	120分	3.3

材料（1人分）
- 絹ごし豆腐……………50 g
- 冷凍さといも…………10 g
- だいこん………………10 g
- にんじん………………10 g
- ★だし汁………………50 g
  - 合わせみそ…………6 g
  - うすくちしょうゆ……1 g

作り方
1. 絹ごし豆腐を1cm角に切ってバットに入れ、スチコン100℃15分で加熱し、水気を切り冷ます．
2. 冷凍さといもは1/2に、だいこん、にんじんは1cm角に切る．
3. 圧力鍋に★の1/3量を入れ冷凍さといもを加熱．別の圧力鍋に★の2/3量を入れてだいこん、にんじんをやわらかくなるまで加熱する．
4. 1、3を合わせて器に盛る．

ビーフシチュー (熊本機能病院) コード4

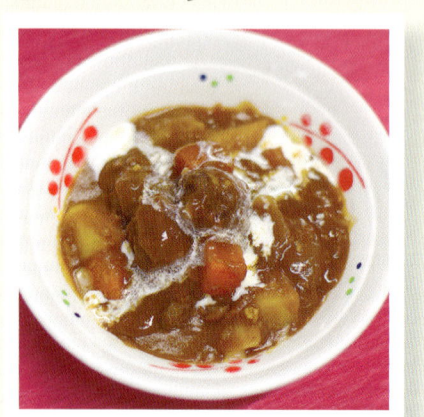

材料（1人分）
- 牛肩ロース薄切り……60 g
- お肉やわらか調味料……0.6 g
- ★じゃがいも…………60 g
  - にんじん……………20 g
  - たまねぎ……………50 g
- サラダ油………………3 g
- ☆コンソメ……………0.8 g
  - ビーフシチュールウ…10 g
  - デミソース…………6 g
  - 赤ワイン……………2 g
  - 食塩…………………0.2 g
  - こしょう……………0.02 g
- 生クリーム……………5 g

作り方
1. 牛肩ロース肉に食塩、こしょう、お肉やわらか調味料をまぶし1時間ほどおく．
2. 1を一口大の大きさに丸めてスチコン160℃40%芯温75℃で加熱．
3. ★は一口大に切り、スチームをかけておく．
4. 鍋にサラダ油を敷き、3を炒め、しんなりしたら☆を入れて具材がやわらかくなるまで煮込む．
5. 器に盛り、生クリームをかける．

栄養価計算	
エネルギー	325 kcal
水分	151.8 g
たんぱく質	12.3 g
脂質	19.8 g
炭水化物	22.7 g
塩分	1.5 g

残渣乾燥率（%）
メイン	30分	83.3
	120分	35.0

きなこくずもち風 (西宮協立リハビリテーション病院) コード4

栄養価計算

エネルギー	119 kcal
水分	103.0 g
たんぱく質	1.8 g
脂質	1.2 g
炭水化物	26.7 g
塩分	0 g

残渣乾燥率(%)

メイン	30分	43.3
	120分	5.4

材料(1人分)

- きな粉 …………………… 5 g
- 砂糖 ……………………… 20 g
- スベラカーゼライト ……… 1.9 g
- 水 ………………………… 100 g
- 黒蜜 ……………………… 適宜

作り方

1. ボウルの中できな粉と砂糖,スベラカーゼライトを混ぜ合わせる.
2. 1に水を少しずつ加えては練るの作業を繰り返す.
3. 鍋に移し加熱する.
4. バットに入れて冷やし固める.
5. 固まったら一口サイズにカットする.
6. 器に盛り,黒蜜をかける.

フルーツヨーグルトムース (登美ヶ丘リハビリテーション病院) コード4

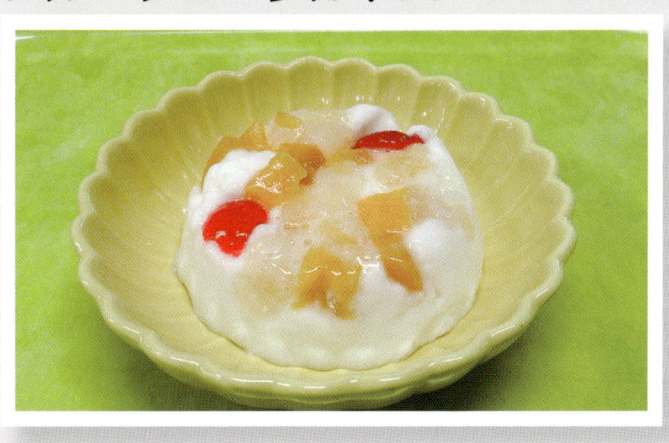

栄養価計算

エネルギー	63 kcal
水分	66.7 g
たんぱく質	1.6 g
脂質	1.2 g
炭水化物	10.5 g
塩分	0 g

残渣乾燥率(%)

メイン	30分	33.7
	120分	3.0

材料(1人分)

- ★フルーツ缶(黄桃,梨,パイナップル,チェリーなど)… 30 g
- プレーンヨーグルト ……… 40 g
- フルーツ缶シロップ ……… 10 g
- ミキサーゲル ……………… 2 g

作り方

1. ★を5〜10mm程度の大きさになるように切り,カップの底に並べる.
2. プレーンヨーグルトとフルーツ缶シロップを合わせ,ミキサーゲルを少量ずつ加えながらミキサーにかける.
3. スプーンですくって固まりで落ちるかたさになったらフルーツを並べたカップに入れ,底をたたいて表面を平らにする.
4. 冷蔵庫でよく冷やし,固まったら皿の上にひっくり返す.

嚥下調整食レシピ集 105

フルーツタルト（東大阪病院） コード4

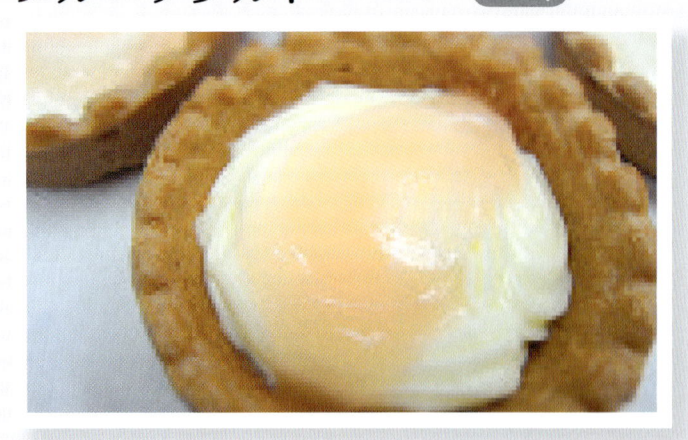

栄養価計算	
エネルギー	222 kcal
水分	50.1 g
たんぱく質	2.2 g
脂質	11.3 g
炭水化物	28.9 g
塩分	0 g
残渣乾燥率(%)	
メイン	30分 17.5
	120分 7.9

材料（1人分）
- クッキー生地のタルト……1個
- シロップ（水：砂糖＝1：1のもの）……適量
- 生クリーム……15 g
- カスタードクリーム……15 g
- ★フルーツ缶……20 g
- つるりんこ Quickly……適宜

作り方
1. タルトをシロップに20分浸す．
2. 生クリームをカスタードクリームと同じかたさまで泡立てる．
3. 2とカスタードクリームを合わせる．
4. ★をミキサーにかけ，つるりんこ Quickly でとろみをつける．ミキサーが回りにくければ，缶づめのシロップを加えてうすめる．
5. 1に3をクリームを絞る．
6. 5に4をかける．

おはぎ（熊本機能病院） コード4

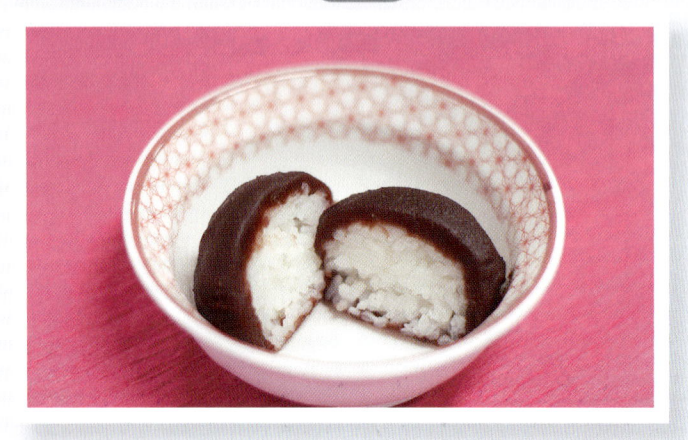

栄養価計算	
エネルギー	111 kcal
水分	54 g
たんぱく質	5.2 g
脂質	0.3 g
炭水化物	21.1 g
塩分	0 g
残渣乾燥率(%)	
メイン	30分 39.1
	120分 14.8

材料（1人分）
- 米……15 g
- 水……30 g
- ゼラチン……1 g
- こしあん……35 g

＊10人分が作りやすい

作り方
1. 米は洗って容量の水とゼラチンを入れて炊飯する（途中，ゼラチンが焦げないよう2回ほどかき混ぜる）．
2. あら熱をとり，適当な大きさに丸め，こしあんでくむ．

その他

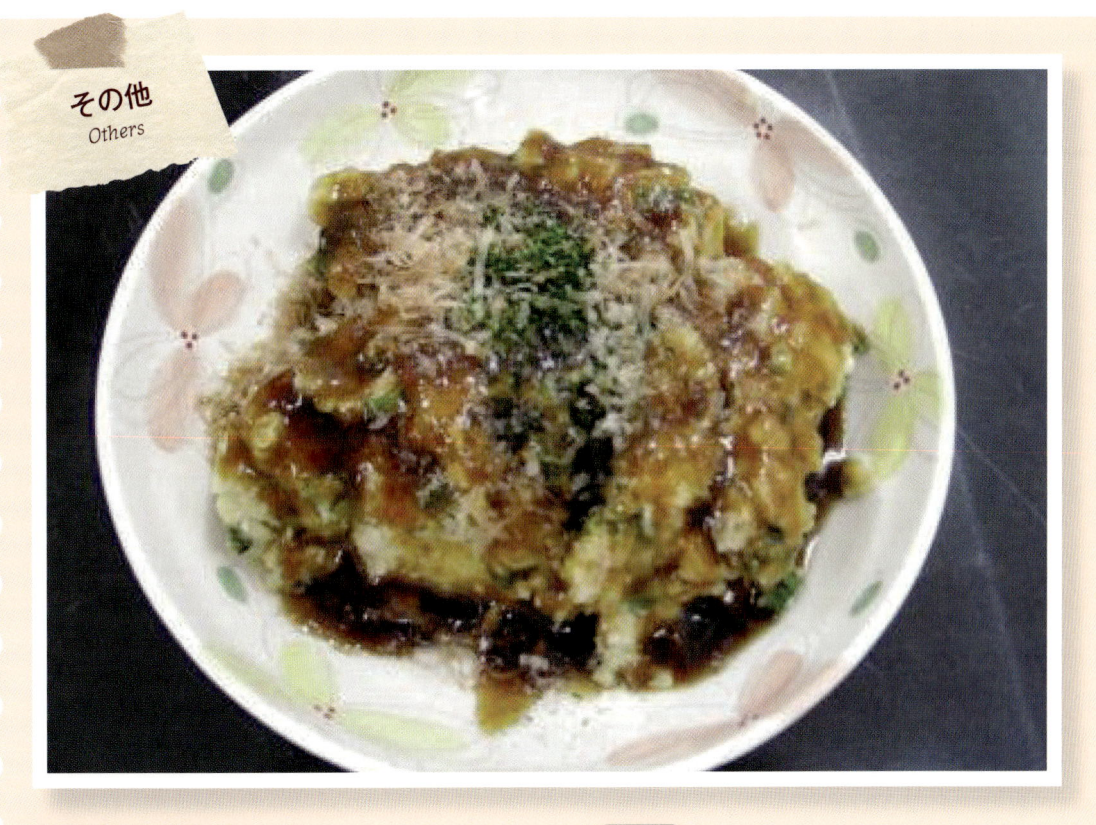

お好み焼き （西広島リハビリテーション病院） コード4

材料（1人分）

キャベツ	60 g
★豚バラ肉	25 g
むきえび	20 g
ねぎ	10 g
☆お好み焼き粉	10 g
牛乳	15 g
鶏卵	30 g
とろろいも（冷凍）	50 g
天かす	7 g
中華そば	45 g
ネオハイトロミールⅢ	0.1 g
だし汁	10 g
お好みソース	15 g
青のり	適宜

栄養価計算

エネルギー	395 kcal
水分	215.0 g
たんぱく質	18.9 g
脂質	16.9 g
炭水化物	39.9 g
塩分	0.8 g

残渣乾燥率（％）

メイン	30分	90.3
	120分	17.2
付け合わせ	30分	72.1
	120分	9.5

作り方

1. キャベツはやわらかくゆでてみじん切りにする．
2. ★はすべて，みじん切りにする．豚バラ肉はスチコンで蒸して火を通す．
3. ☆をよく混ぜ合わせる．1，2と天かすを入れてさらに混ぜる．
4. 3をホテルパンに流し，スチコン200℃湿度90％で15分加熱する．
5. 中華そばは，みじん切りにし，スチコンで10分蒸す．お好みソース少々（分量外）で味付けし，ネオハイトロミールⅢでとろみをつけただし汁を加えてまとめる．
6. 4の生地を切り分ける．
7. 器に5を盛り付け6を上にのせ，お好みソースを全体にぬり，青のりをトッピングする．

嚥下調整食レシピ集 105

一口そうめんゼリー (登美ヶ丘リハビリテーション病院) コード4

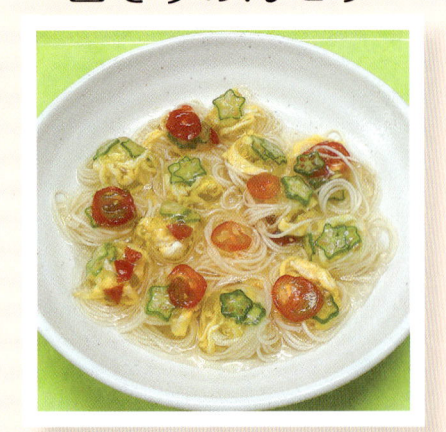

材料（1人分）

- そうめん……………30 g
- オクラ………10 g（1本）
- ミニトマト……25 g（3個）
- 鶏卵………………25 g
- サラダ油……………2 g

<つゆ>
- ★うすくちしょうゆ……………15 g
- みりん……………15 g
- だし汁……………210 g
- 粉ゼラチン……………4 g

作り方

1. そうめんとオクラをやわらかくなるまでゆでる．
2. ミニトマトとオクラを2 mm程度の幅にスライスする．
3. フライパンに軽くサラダ油を敷き，錦糸卵を作る．
4. ★を合わせ，一煮立ちさせてから粉ゼラチンを入れてよく混ぜる．
5. 製氷皿に，ミニトマト，オクラ，錦糸卵を入れ，そうめんを一つまみずつ入れる．
6. 上から4を入れ，ゼラチンが安定するまで冷蔵庫で冷やす．

栄養価計算

エネルギー	231 kcal
水分	337.1 g
たんぱく質	10.9 g
脂質	5.0 g
炭水化物	31.9 g
塩分	3.7 g

残渣乾燥率（%）

メイン	30分	31.3
	120分	6.2

即席焼きそば (西宮協立リハビリテーション病院) コード4

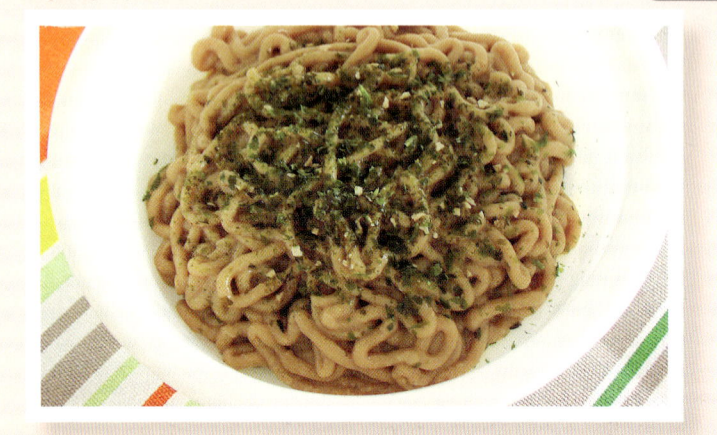

材料（1人分）

- ★戻した即席やきそば………90 g
- だし汁………………90 g
- 粉末だし……………適宜
- めんつゆ……………適宜
- スベラカーゼライト……2.8 g
- 青のり………………適宜

作り方

1. ★をミキサーにかける．味が足りなければソースなども入れて調整する．
2. 1を鍋に移し加熱する．
3. 2をバットに入れて冷やし固める．
4. 3を絞り袋に移し入れ，麺に見立てて絞り出す．
5. 好みに合わせて青のりをふる．

栄養価計算

エネルギー	403 kcal
水分	91.4 g
たんぱく質	6.7 g
脂質	14.7 g
炭水化物	61.0 g
塩分	2 g

残渣乾燥率（%）

メイン	30分	20.5
	120分	4.8

その他

パンプディング (登美ヶ丘リハビリテーション病院) コード4

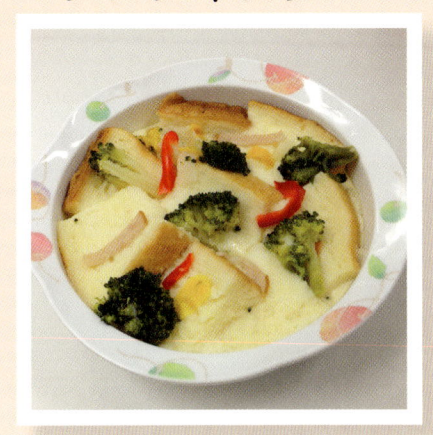

材料（1人分）

★ブロッコリー	20 g
ロースハム	5 g
たまねぎ	15 g
黄ピーマン	5 g
赤ピーマン	5 g
チキンコンソメ	0.5 g
水	適宜
鶏卵	50 g
牛乳	100 g
食塩	1 g
こしょう	0.01 g
食パン	45 g

栄養価計算

エネルギー	284 kcal
水分	187.0 g
たんぱく質	15.9 g
脂質	11.2 g
炭水化物	29.2 g
塩分	1.9 g

残渣乾燥率（%）

メイン	30 分	24.2
	120 分	3.3

作り方

1. ★をチキンコンソメと水でやわらかくなるまで煮る．
2. 鶏卵を溶きほぐし，牛乳と食塩・こしょうを加え，こす．
3. 食パンを9等分にカットし器に敷き，1を並べる．
4. 3に2を流し入れる．
5. スチーマーで12分蒸す．

「嚥下調整食レシピ集 105」
提供協力施設・担当管理栄養士・給食委託会社

（施設名 50 音順，敬称略）

医療法人ハートフル　アマノリハビリテーション病院（土井千代美）
公益財団法人　いわてリハビリテーションセンター（髙橋静恵）・（株）富士産業
医療法人 厚生会　小原病院（中村まゆみ）・（株）LEOC
社会医療法人 敬和会　大分東部病院（藤原典子）・（株）LEOC
医療法人社団 寿量会　熊本機能病院（髙山仁子）・（株）LEOC（門田正美）
公立八鹿病院組合　公立八鹿病院（岡本依子）栄養士（上田千鶴，片岡慶子）
特定医療法人 萬生会　合志第一病院（佐藤由紀，後藤友花）・（株）富士産業
一般財団法人三友堂病院　三友堂リハビリテーションセンター（西田晃子）
医療法人社団 生和会　周南リハビリテーション病院（徳原里衣）
医療法人 清和会　水前寺とうや病院（福井翔吾）
社会医療法人 雪の聖母会　聖マリアヘルスケアセンター（小川 彩，吉開玲佳，平尾絵理）
社会福祉法人 柏芳会　田川新生病院（升野奈津枝）・（株）エームサービス
医療法人社団 保健会　東京湾岸リハビリテーション病院（中込弘美）・（株）シダックス
医療法人社団 生和会　徳山リハビリテーション病院（斉藤 茜）
医療法人社団 生和会　登美ケ丘リハビリテーション病院（西井 穂，齊藤慈子）
一般社団法人 是真会　長崎リハビリテーション病院（西岡心大，西岡絵美）・（株）LEOC（片山沙千代）
医療法人社団 朋和会　西広島リハビリテーション病院（影山典子）
医療法人社団 甲友会　西宮協立リハビリテーション病院（水川佳子）
医療法人社団 輝生会　初台リハビリテーション病院（新谷恵子）
医療法人社団 有隣会　東大阪病院（江川真代）・（株）柏原マルタマフーズ
医療法人社団 輝生会　船橋市立リハビリテーション病院（名塚 愛）
特定医療法人社団 勝木会　やわたメディカルセンター（漆原真姫）

※本書の「嚥下調整食レシピ集 105」は，回復期リハビリテーション病棟協会主催第 8 回管理栄養士・栄養士研修会参加施設の応募作品から選出し掲載しました．

「嚥下調整食レシピ集 105」掲載したメーカー・製品一覧 (50音配列)

味の素株式会社
- お肉やわらか調味料

伊那食品工業株式会社
- イナアガーL

株式会社 H プラス B ライフサイエンス
- お米にトレハ

オプティピュア・ジャパン（有）
- ソフトゼリー P

キッセイ薬品工業株式会社
- やわらかあいディッシュ　とりにく
- やわらかあいディッシュ　さけ

株式会社キティ KIS
- ぶどうのちからヴィネッタ

キユーピー株式会社
- ジャネフ　なめらかプラス　甘酢のたれ

株式会社クリニコ
- エンジョイプロテイン
- つるりんこ Powerful
- つるりんこ Quickly
- まとめるこ easy

ニュートリー株式会社
- ソフティアスーパー S
- ソフティア G
- ソフティア 1 SOL

林兼産業株式会社
- ニューソーセージ（サーモン）
- ソフミート（とり）

株式会社フードケア
- ネオハイトロミールスリム
- ネオハイトロミール Ⅲ
- スベラカーゼ
- スベラカーゼライト

株式会社ふくなお
- やわらかかまぼこ
- やわらかポーク
- やわらかしいたけやん
- やわらかたこべー
- べじのすけ
- 花形キャロりん

不二精油株式会社
- 究極の豆腐ハンバーグ
- シュッと油太郎

ヘルシーフード株式会社
- トロミパワースマイル

株式会社マルハニチロ食品
- やさしい素材　キャベツ
- やさしい素材　にんじん
- やさしい素材　こまつな
- やさしい素材　トマト
- やさしい素材　ブロッコリー
- やさしい素材　白身魚
- やさしい素材　とけないにんじん
- やさしい素材　とけないたまねぎ
- やさしい素材　とけないえだまめ
- やさしい素材　とけないながねぎ
- やさしい素材　とけないほうれんそう
- やさしい素材　とけないはくさい
- やさしい素材　とけないこんにゃく
- やさしい素材　温野菜じゃがいも
- やさしい素材　温野菜いんげん
- やさしい素材　温野菜れんこん
- やさしい素材　温野菜にんじん
- やさしい素材　温野菜しいたけ
- やさしい素材　温野菜なす
- やさしい素材　温野菜キャベツ
- New 素材 de ソフトピンクサーモン
- New 素材 de ソフト鶏むね肉
- New 素材 de ソフト豚ロース

株式会社宮源
- ミキサーゲル

ヤヨイ食品株式会社
- SF　ソフリ豚肉ムース
- SF　ソフリ鶏肉ムース
- SF　ソフリそのままブロッコリー
- SF　ソフリそのままかぼちゃ
- SF　NEW やわらかエンドウ
- SF　海老フライ風ムース
- SF　まぐろムース

【資料】学会分類 2013 早見表

■学会分類 2013（食事）早見表（注釈は次ページ下）

コード		名称	形態	目的・特色	主食の例	必要な咀嚼能力	他の分類との対応
0	j	嚥下訓練食品 0j	均質で，付着性・凝集性・かたさに配慮したゼリー 離水が少なく，スライス状にすくうことが可能なもの	重度の症例に対する評価・訓練用 少量をすくってそのまま丸呑み可能 残留した場合にも吸引が容易 たんぱく質含有量が少ない		（若干の送り込み能力）	嚥下食ピラミッド L0 えん下困難者用食品許可基準 I
0	t	嚥下訓練食品 0t	均質で，付着性・凝集性・かたさに配慮したとろみ水（原則的には，中間のとろみあるいは濃いとろみ*のどちらかが適している）	重度の症例に対する評価・訓練用 少量ずつ飲むことを想定 ゼリー丸呑みで誤嚥したりゼリーが口中で溶けてしまう場合 たんぱく質含有量が少ない		（若干の送り込み能力）	嚥下食ピラミッド L3の一部（とろみ水）
1	j	嚥下調整食 1j	均質で，付着性，凝集性，かたさ，離水に配慮したゼリー・プリン・ムース状のもの	口腔外で既に適切な食塊状となっている（少量をすくってそのまま丸呑み可能） 送り込む際に多少意識して口蓋に舌を押しつける必要がある 0jに比し表面のざらつきあり	おもゆゼリー，ミキサー粥のゼリー など	（若干の食塊保持と送り込み能力）	嚥下食ピラミッド L1・L2 えん下困難者用食品許可基準 II UDF区分4（ゼリー状） （UDF：ユニバーサルデザインフード）
2	1	嚥下調整食 2-1	ピューレ・ペースト・ミキサー食など，均質でなめらかで，べたつかず，まとまりやすいもの スプーンですくって食べることが可能なもの	口腔内の簡単な操作で食塊状となるもの（咽頭では残留，誤嚥をしにくいように配慮したもの）	粒がなく，付着性の低いペースト状のおもゆや粥	（下顎と舌の運動による食塊形成能力および食塊保持能力）	嚥下食ピラミッド L3 えん下困難者用食品許可基準 II・III UDF区分4
2	2	嚥下調整食 2-2	ピューレ・ペースト・ミキサー食などで，べたつかず，まとまりやすいもので不均質なものも含む スプーンですくって食べることが可能なもの		やや不均質（粒がある）でもやわらかく，離水もなく付着性も低い粥類		
3		嚥下調整食 3	形はあるが，押しつぶしが容易，食塊形成や移送が容易，咽頭でばらけず嚥下しやすいように配慮されたもの 多量の離水がない	舌と口蓋間で押しつぶしが可能なもの 押しつぶしや送り込みの口腔操作を要し（あるいはそれらの機能を賦活し），かつ誤嚥のリスク軽減に配慮がなされているもの	離水に配慮した粥など	舌と口蓋間の押しつぶし能力以上	嚥下食ピラミッド L4 高齢者ソフト食 UDF区分3
4		嚥下調整食 4	かたさ・ばらけやすさ・貼りつきやすさなどのないもの 箸やスプーンで切れるやわらかさ	誤嚥と窒息のリスクを配慮して素材と調理方法を選んだもの 歯がなくても対応可能だが，上下の歯槽提間で押しつぶすあるいはすりつぶすことが必要で舌と口蓋間で押しつぶすことは困難	軟飯・全粥など	上下の歯槽提間の押しつぶし能力以上	嚥下食ピラミッド L4 高齢者ソフト食 UDF区分2およびUDF区分1の一部

■学会分類2013（とろみ）早見表

	段階 1 薄いとろみ	段階 2 中間のとろみ	段階 3 濃いとろみ
英語表記	Mildly thick	Moderately thick	Extremely thick
性状の説明 （飲んだとき）	「drink」するという表現が適切なとろみの程度 口に入れると口腔内に広がる液体の種類・味や温度によっては，とろみが付いていることがあまり気にならない場合もある 飲み込む際に大きな力を要しない ストローで容易に吸うことができる	明らかにとろみがあることを感じ，かつ，「drink」するという表現が適切なとろみの程度 口腔内での動態はゆっくりですぐには広がらない 舌の上でまとめやすい ストローで吸うのは抵抗がある	明らかにとろみが付いていて，まとまりがよい 送り込むのに力が必要 スプーンで「eat」するという表現が適切なとろみの程度 ストローで吸うことは困難
性状の説明 （見たとき）	スプーンを傾けるとすっと流れ落ちる フォークの歯の間から素早く流れ落ちる カップを傾け，流れ出た後には，うっすらと跡が残る程度の付着	スプーンを傾けるととろとろと流れる フォークの歯の間からゆっくりと流れ落ちる カップを傾け，流れ出た後には，全体にコーティングしたように付着	スプーンを傾けても，形状がある程度保たれ，流れにくい フォークの歯の間から流れ出ない カップを傾けても流れ出ない （ゆっくりと塊となって落ちる）
粘度（mPa·s）	50〜150	150〜300	300〜500
LST値（mm）	36〜43	32〜36	30〜32

学会分類2013は，概説・総論，学会分類2013（食事），学会分類2013（とろみ）から成り，それぞれの分類には早見表を作成した．
本表は学会分類2013（とろみ）の早見表である．本表を使用するにあたっては必ず「嚥下調整食学会分類2013」の本文を熟読されたい．
粘度：コーンプレート型回転粘度計を用い，測定温度20℃，ずり速度 $50\,s^{-1}$ における1分後の粘度測定結果．
LST値：ラインスプレッドテスト用プラスチック測定板を用いて内径30 mmの金属製リングに試料を20 ml 注入し，30秒後にリングを持ち上げ，30秒後に試料の広がり距離を6点測定し，その平均値をLST値とする．
注1．LST値と粘度は完全には相関しない．そのため，とくに境界値付近においては注意が必要である．
注2．ニュートン流体ではLST値が高く出る傾向があるため注意が必要である．

■学会分類2013（食事）早見表（左ページ）の注釈
学会分類2013は，概説・総論，学会分類2013（食事），学会分類2013（とろみ）から成り，それぞれの分類には早見表を作成した．
本表は学会分類2013（食事）の早見表である．本表を使用するにあたっては必ず「嚥下調整食学会分類2013」の本文を熟読されたい．
＊上記0tの「中間のとろみ・濃いとろみ」については，学会分類2013（とろみ）を参照されたい．
本表に該当する食事において，汁物を含む水分には原則とろみを付ける．
　ただし，個別に水分の嚥下評価を行ってとろみ付けが不要と判断された場合には，その原則は解除できる．
他の分類との対応については，学会分類2013との整合性や相互の対応が完全に一致するわけではない．

*　　　*　　　*

■学会分類2013早見表の使用に関して
　『日摂食嚥下リハ会誌，17(3)：255〜267, 2013』，または日本摂食嚥下リハビリテーション学会ホームページ：http://www.jsdr.or.jp/doc/doc_manual1.html『嚥下調整食学会分類2013』を必ずご参照ください．

チームの一員として
回復期患者さんの在宅復帰とリハビリテーションを支える！

回復期リハビリテーション病棟協会栄養委員会

　回復期リハビリテーション病棟協会は，誰もがよりよいリハビリテーションを受けられるよう回復期リハ病棟の質的向上を図り，当該医療の発展に寄与することを目的として制度開始の2000年に発足し，栄養委員会は2009年4月に正式承認されました．

　現在は，下記のオブザーバーである医師1名と8名の管理栄養士で構成されています．栄養委員会設立の目的は，回復期リハ病棟で働く管理栄養士の個々の技術の底上げと，どの病院でも，患者さんを元気にし，また摂食嚥下機能を高めるような食事の提供を可能とすること，リハチームのなかで管理栄養士がいることが当たり前になるよう，エビデンスを構築することです．

　栄養委員会はこれまで，初めて回復期リハ病棟を担当する管理栄養士や1人管理栄養士が参考にできる指標として，「栄養管理マニュアル」や「10箇条チェックリスト」を作り，学び，相談できる場として研修会を企画してきました．本書も研修会をきっかけに誕生しました．今後は，管理栄養士，栄養士，調理師等々，食と栄養に関わるすべての仲間が問題点を共有・連携することで，全員がチーム医療のなかで担うべき役割を果たしていけるような仕組みを整えたいと考えています．また，会員同士の連携を深め，データ蓄積とアウトプットの機会を増やすことで，管理栄養士が，より患者さんに貢献できるような環境づくりを目指しています．多職種はもちろん，急性期病院や地域と連携して，ひとりでも多くの患者さんの在宅復帰とリハビリテーションを支援していけるように取り組んでいきたいと思っています．

栄養委員会担当常任理事
　岡本隆嗣（医師）（医療法人社団 朋和会 西広島リハビリテーション病院）

委員長
　髙山仁子（医療法人社団 寿量会 熊本機能病院）

副委員長
　漆原真姫（特定医療法人社団 勝木会 やわたメディカルセンター）

委員（50音順）
　影山典子（医療法人社団 朋和会 西広島リハビリテーション病院）
　桐谷裕美子（医療法人社団 輝生会 法人本部栄養部門）
　新谷恵子（医療法人社団 輝生会 初台リハビリテーション病院）
　中込弘美（医療法人社団 保健会 東京湾岸リハビリテーション病院）
　西岡心大（一般社団法人 是真会 長崎リハビリテーション病院）
　渡邉美鈴（公益財団法人 脳血管研究所美原記念病院）

【一般社団法人 回復期リハビリテーション病棟協会 HP】
http://www.rehabil.jp

【編著者略歴】

栢下　淳（かやした　じゅん）

- 1988年　徳島大学医学部栄養学科卒業
- 1990年　徳島大学大学院栄養学研究科修士課程修了
- 1999年　博士（栄養学）
- 2005年　県立広島大学人間文化学部健康科学科准教授
- 2009年　県立広島大学人間文化学部健康科学科教授
  　　　　県立広島大学大学院総合芸術研究科教授兼任

髙山　仁子（たかやま　まさこ）

- 1989年　熊本県立大学環境共生学部食物栄養学科卒業
- 同　年　熊本機能病院付設熊本体力研究所
- 2002年　介護老人保健施設清雅苑栄養部主任
- 2009年　熊本機能病院栄養部課長
- 2010年　熊本県立大学大学院環境共生学研究科博士前期課程修了
- 2012年　一般社団法人回復期リハビリテーション病棟協会栄養委員長

嚥下調整食 学会分類2013に基づく
回復期リハビリテーション病棟の
嚥下調整食レシピ集105

ISBN978-4-263-70676-3

2016年9月10日　第1版第1刷発行

編著者　栢　下　　　淳
　　　　髙　山　仁　子
発行者　大　畑　秀　穂
発行所　医歯薬出版株式会社

〒113-8612　東京都文京区本駒込1-7-10
TEL.（03）5395-7626（編集）・7616（販売）
FAX.（03）5395-7624（編集）・8563（販売）
http://www.ishiyaku.co.jp/
郵便振替番号 00190-5-13816

乱丁，落丁の際はお取り替えいたします　　印刷・あづま堂印刷／製本・愛千製本所

© Ishiyaku Publishers, Inc., 2016. Printed in Japan

本書の複製権・翻訳権・翻案権・上映権・譲渡権・貸与権・公衆送信権（送信可能化権を含む）・口述権は，医歯薬出版（株）が保有します．
本書を無断で複製する行為（コピー，スキャン，デジタルデータ化など）は，「私的使用のための複製」などの著作権法上の限られた例外を除き禁じられています．また私的使用に該当する場合であっても，請負業者等の第三者に依頼し上記の行為を行うことは違法となります．

JCOPY ＜（社）出版者著作権管理機構 委託出版物＞
本書をコピーやスキャン等により複製される場合は，そのつど事前に㈳出版者著作権管理機構（電話 03-3513-6969, FAX 03-3513-6979, e-mail : info@jcopy.or.jp）の許諾を得てください．

医歯薬出版発行の好評関連図書

嚥下調整食 学会分類2013に基づく
市販食品300
- 栢下 淳・藤島一郎【編著】
- B5判／140頁／定価(本体3,000円+税)／ISBN978-4-263-70646-6

咀嚼・嚥下機能が低下した方向けの市販食品を，日本摂食嚥下リハビリテーション学会「嚥下調整食分類2013」に基づき分類

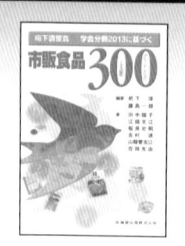

嚥下食ピラミッドによる
レベル別市販食品250 第2版
- 栢下 淳【編著】
- B5判／118頁／定価(本体2,700円+税)／ISBN978-4-263-70618-3

市販の嚥下食250品目について物性評価を行い，嚥下食ピラミッドの基準に従って分類．最新の品目を掲載した改訂第2版

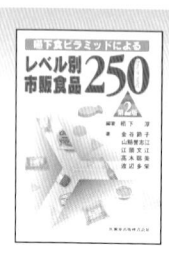

嚥下食ピラミッドによる
ペースト・ムース食レシピ230
- 栢下 淳【編著】
- B5判／104頁／定価(本体2,600円+税)／ISBN978-4-263-70604-6

嚥下食ピラミッドのスケールを用いて常食から粗ペースト食，ペースト食，ムース食への展開など約230レシピを掲載

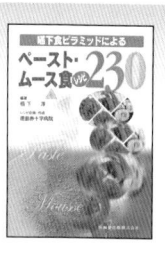

病院・施設のための 嚥下食ピラミッドによる
咀嚼・嚥下困難者レシピ100
- 栢下 淳【編著】／エームサービス株式会社【レシピ企画・作成】
- B5判／130頁／定価(本体2,800円+税)／ISBN978-4-263-70570-4

咀嚼・嚥下困難者に向けたレシピ集．嚥下食ピラミッドのレベル3(嚥下食III)とレベル4(移行食)のレシピを紹介

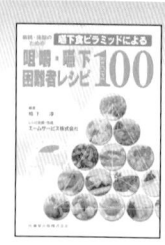

嚥下食ピラミッドによる
嚥下食レシピ125
- 江頭文江・栢下 淳【編著】／金谷節子・坂井真奈美【著】
- B5判／90頁／定価(本体2,200円+税)／ISBN978-4-263-72018-9

嚥下食ピラミッドに基づく好評のレシピシリーズ第1弾．各レベルに適合させた豊富なレシピを市販品とともに紹介

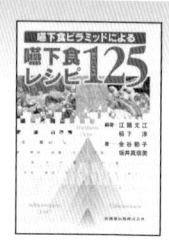

リハビリテーションに役立つ栄養学の基礎
- 栢下 淳・若林秀隆【編著】
- B5判／184頁／定価(本体3,800円+税)／ISBN978-4-263-21438-1

リハスタッフが栄養学を学ぶ際，身につけるべき基礎的知識をわかりやすくまとめたテキスト．リハにおける栄養知識の基礎と重要性が身につく一冊

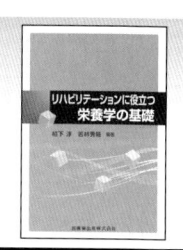

医歯薬出版株式会社　〒113-8612 東京都文京区本駒込1-7-10　TEL03-5395-7610　FAX03-5395-7611　http://www.ishiyaku.co.jp/